KB064564

뇌신경학 박사 박지현의 어지럼증 이야기

어지럼증 완치설명서

뇌신경학 박사 박지현의 어지럼증 이야기

어지럼증
완치설명서

박지현 지음

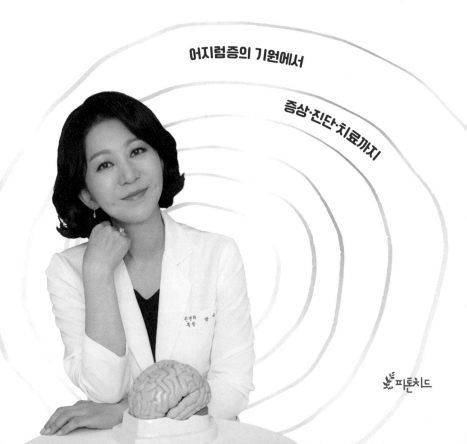

어지럼증의 기원에서

증상·진단·치료까지

피톤치드

키르케의 흑마술

한눈에 반하는 연인처럼 한눈에 반하는 그림이 있습니다.

이 그림을 처음 보았을 때 제가 그랬습니다.

칠흑 같은 어둠 속에서 독초 뿌리에서 짜낸 약이 담긴 그릇을 그림 밖의 누군가에게 권하는 강렬한 눈빛과 강건한 팔뚝을 가진 그녀에게서 눈을 뗄 수가 없었습니다. 여느 다른 그림들 속의 아름답고 가녀린 여성들과는 너무나 다른 무엇인가가 저를 사로잡았습니다.

이 그림은 독일 상징주의 화가 프란츠 폰 슈투크^{Franz von Stuck}가 1913년에 그린 <키르케로 분한 틸라 듀뢰>라는 작품입니다. 그리스 신화에 나오는 키르케는 신비로운 약초로 가득한 섬에 사는 신묘한 흑마술을 부리는 마녀였습니다. 까마득한 옛날에는 키르케 같은 마녀가 주술과 의술을 같이 시행했습니다. 우리나라도 오래전 무당이 의녀의 역할을 하던 시절이 있었습니다.

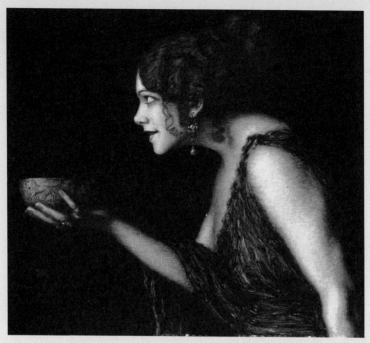

프란츠 폰 슈투크, <키르케로 분한 틸라 뒤리외>, 1913, 캔버스에 유채, 68×60cm, 베를린 구 국립미술관

저는 그림 속의 키르케처럼 마녀가 되지는 않았지만 의사가
되었습니다. 그리고 제 진료실에 이 그림을 걸어 두었습니다. 진
단도 치료도 어려운 환자를 마주할 때면, 그림을 보면서 키르케
처럼 흑마술을 시연해 환자를 싹 낫게 하고 싶다는 몽상을 하기
도 하고, 또 때로는 그녀의 강인한 팔뚝에서 힘을 받기도 합니다.

의사가 되어 환자를 진료해 온 오랜 세월 동안 항상 마음속에

새겨 온 것이 있습니다. 비록 흑마술은 부릴 수 없지만, 나를 찾아온 환자들이 '운이 좋은 환자'가 되게 해 주고 싶다는 생각입니다. 산 넘고 물 건너 용한 의사가 있다는 소문을 듣고 찾아왔든지, 지나가다 우연히 들렀든지, 인터넷 검색으로 알아보고 찾아왔든지, 혹은 그냥 집 근처라서 왔든지, 그 어떤 방식으로 오든 제 진료실에 온 환자들은 모두 '운이 좋게도 좋은 의사를 만나 무사히 회복된 사람들'이 되었으면 좋겠습니다.

처음 신경과 의사로 진료를 해 나가면서 마음속에 품었던 의문점이 하나 있었습니다.

'왜 이렇게 많은 환자들이 병명에 상관없이 어지럽다고 하는 걸까?'

실제로 신경과 진료를 받는 뇌졸중 환자, 두통을 호소하는 환자, 파킨슨병 환자, 혹은 어지럼증과 관련 없을 것 같은 치매 환자 등등 많은 환자들이 어지럼증을 호소하였습니다. 당시만 해도 어지럼증에 관심을 갖는 신경과 전문의가 많지 않았고, 어지럼증을 호소하는 환자들에게는 '이 병이 원래 그런 병이다'라는 설명과 대증적 약물 처방 외에는 특별히 해 줄 게 없었습니다. 특히 만성적인 어지럼증과 균형장애를 호소하는 환자들은 더욱 그러했습니다.

제가 이렇게 환자들이 호소하는 어지럼증에 관심을 갖게 된 이후로 수없이 많은 환자들이 제 진료실을 찾아왔습니다. 진료실을 찾은 환자들은 저마다의 어지럼증 증상을 저에게 열심히 설명해 주었고 저 또한 열심히 듣고 고민하고 노력했습니다.

환자들과 함께한 시간들이 저에게는 너무나 의미 있고 소중한 시간이었습니다. 아침마다 병원으로 향할 때면 그날에 대한 기대로 마음이 설레었으니까요. 이른 아침부터 밤늦게까지 정신없이 진료해도 힘든 줄 모르고 지냈던 시간들이었습니다. 그렇게 저는 어지럼증 전문의가 되어 갔습니다.

5년 전쯤, 바쁘게 달리던 저에게 몸이 힘들다는 신호를 보내왔습니다. 어느 날 목에서 만져진 멍울은 설마 하는 제 기대와는 달리 악성종양인 림프종으로 진단되었고, 이후 제 일상은 갑자기 멈춰 섰습니다. 제 앞에 닥친 건강 문제는 마치 전력 질주하던 자동차에 급브레이크를 걸 듯 모든 것을 정지시켰습니다. 저는 오랫동안 회복을 위한 시간을 가져야 했습니다. 처음 항암 주사 치료를 받던 날, 혈관 속으로 퍼지던 싸한 느낌과 함께 두려움과 슬픔이 몰려와 눈물을 주체할 수 없었습니다. 더 이상 눈물이 나오지 않을 만큼 울고 난 뒤에 머릿속에 떠오른 생각은 바로 책을 쓰고 싶다는 것이었습니다.

'어지럼증에 대해 잘 정리된 한 권의 책.'

제 머릿속에서 시작된 생각은 힘겨운 치료를 받는 동안 희미해지기도 하고 때로는 절실해지기도 하고 때로는 선명해지기도 하면서 조금씩 모양을 갖춰 갔던 것 같습니다.

이 책이 어지럼증을 설명한 유일한 서적은 아닙니다. 이미 출판된 책 중에 어지럼증에 대한 전문 서적도 있고 일반 서적도 있습니다. 특히 일반인을 대상으로 하는 책들은 간결하고 알기 쉽게 설명된 것들도 많습니다. 그래서 어떤 내용을 담아 내야 할지 많이 고민했습니다.

저는 두 가지 마음으로 이 책을 집필했습니다.

첫째, 어지럼증 환자들이 자신의 증상을 이해하는 데 도움을 주고 싶은 마음입니다. 여유를 가지고 환자에게 충분히 설명해 주고 싶지만 한정된 진료 시간으로 인해 그렇게 하지 못해 늘 미안한 마음이 있었습니다. 그래서 환자에게 설명하듯 책을 썼습니다.

둘째, 어지럼증에 대해 알고 싶은 의료인들에게 도움이 되고 싶은 마음입니다. 이 책은 어렵고 전문적인 내용을 다루고 있지는 않지만, 어지럼증이라는 복잡한 증상을 이해하는 길잡이 역할을 할 수 있도록 내용을 구성했습니다.

어지럼증을 이해하고 싶은 의사, 의대생, 간호사, 물리치료사, 검사실 기사 등 의료인들이 어지럼증에 대한 깊이 있는 이해를 시작하는 길잡이로 이용하기에 모자람이 없도록 노력했습니다.

1부에서는 어지럼증이 대체 무엇인지, 왜 생기는지, 그리고 진화생물학적으로 어디서 기원했는지에 대해 설명하였습니다. 제 전공이 신경학이다 보니, 어지럼증과 뇌 이야기도 흥미롭게 읽을 수 있도록 담았습니다.

2부에서는 어지럼증의 원인이 되는 구체적인 질환들에 대해서 설명하였습니다. 특히 각 질환에 대한 설명뿐 아니라 어린이, 청소년, 노년기의 어지럼증과 여성들이 겪는 어지럼증, 만성적 어지럼증 같이 좀 더 넓은 시야에서 어지럼증을 이해할 수 있도록 구성하였습니다. 의료인들은 이 부분을 모두 읽어 보는 것이 필요하겠지만, 환자들은 자신의 증상 및 원인질환에 해당하는 부분만 읽어도 무방합니다.

3부에서는 어지럼증의 치료에 대해 설명하였습니다. 의학적 치료뿐 아니라 환자들이 언제나 궁금해하는 음식, 수면, 스트레스 등 일상생활의 주의점에 대해서도 자세히 다루었습니다. 이해를 돕기 위해 진료 환자의 실제 사례를 재구성하여 포함하였고, 그림과 도표를 적재적소에 배치하여 쉽고 재미있게 읽을 수 있도록 구성하였습니다.

5년 전 항암 치료를 받던 첫날, 머릿속에서 떠오른 생각을 다듬고 다듬어 1년 전부터 본격적으로 집필하기 시작했고, 1년을 꼬박 매달린 결과, 드디어 이렇게 '어지럼증에 대해 잘 정리된 한 권의 책'이 세상에 나왔습니다.

지난 1년간 이 책을 쓰면서 제 삶을 긴 호흡으로 되돌아볼 수 있었습니다. 감사, 기쁨, 눈물, 후회가 뒤범벅된 시간을 거쳐 이제야 깨닫게 된 한 가지가 있습니다. 오늘 내가 진료실에서 나의 도움을 필요로 하는 환자를 볼 수 있는 것이 얼마나 경이로운 일인지 말입니다. 저는 앞으로도 어떤 장소에서 어떤 모습으로 있든 항상 제 환자들을 '운이 좋은 사람'으로 만들기 위해 최선을 다할 것입니다.

부디 이 책이 저에게 위안이 되었던 것처럼 어지럼증으로 고생하시는 여러분에게 도움과 위로가 되길 기원합니다.

2022년 봄을 기다리며 후암서재에서

박지현

감사의 글

저를 지금까지도 돌봐 주시는 엄마, 시어머니, 그리고 3년 전 돌아가신 아버지, 언제나 내 편인 그이, 잘 자라 준 아들, 항상 어린 것만 같은 동생에게 감사드립니다.

한 가족 같은 병원 동료와 직원들, 그리고 진료할 수 있는 터전을 마련해 주셨던 원장님께 감사드립니다.

아이디어만 많던 초보 작가인 저를 도와 이렇게 멋진 책을 만들어 주신 출판사 대표님과 편집부, 까다롭고 어려운 요구를 예쁜 그림으로 표현해 주신 그림 작가님께 감사드립니다.

이 책이 나오기까지 세심한 부분까지 신경 써 주시고 도와주신 여러분께 감사드립니다.

그리고 무엇보다 이 책이 가능할 수 있도록 해 주신 제 환자분들께 깊은 감사를 드립니다.

차례

2부
나는 도대체 왜 어지러운 걸까?

3부
어지럼증, 어떻게 치료할까?

7장   **일상에서 실천하는 어지럼증 치료**

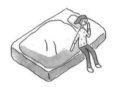

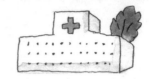

8장 　　　　　　　　　　　　　　　　　　　　　　　　　의학적 치료로 균형을 회복하다

1부

어지럽다는 것은
무엇일까?

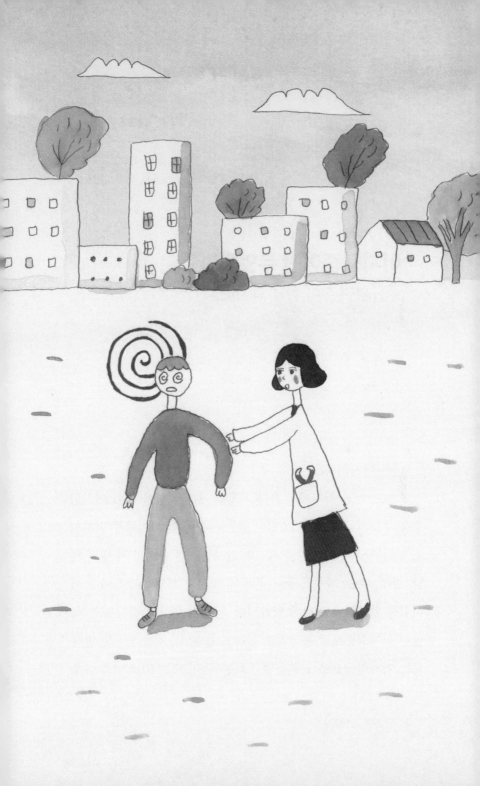

1장

어지럼증이란 무엇인가?

- 어지럼증의 함축된 의미

"너무 어지러워요!"

오늘도 전국 각지에서 온 환자들이 제 진료실을 찾아 어지럼증을 호소합니다. 저는 20년이 넘는 시간 동안 어지럼증 전문의로 일하면서 서울과 인근 지역의 환자들뿐만 아니라 저 멀리 해남, 광주, 부산, 제주도 등 전국에서, 때로는 해외에서 찾아온 어지럼증 환자들을 진료해 왔습니다. 갑자기 세상이 빙빙 도는 극심한 어지럼증으로 응급실로 실려 오는 환자, 잊을 만하면 반복되는 어지럼증으로 고통을 호소하는 환자, 또는 10년 넘게 하루도 어지럽지 않은 날이 없었다는 만성 어지럼증 환자까지 그 증상과 상황도 정말 다양한 어지럼증 환자들을 만났습니다.

어떤 어지럼증 환자들은 금방 회복하여 일상으로 복귀하지만, 회복이 쉽지 않은 환자들도 있습니다. 해결되지 않고 지속되는 끈질긴 어지럼증으로 여러 병원을 전전했지만 정확한 진단을 못 받고 병명조차 몰라 답답해하는 이도 있고, 진단은 받았으나 증상이 호전되지 않아 힘들어하는 이도 있습니다.

"검사라는 검사는 다 받았는데, 괜찮대요. 아무 이상이 없다는데 계속 어지러워요."

환자는 검사 결과 아무 이상이 없다는 의사의 말이 납득이 가지 않습니다. 나는 계속 어지러운데 아무 이상이 없다니 좋은 건지 나쁜 건지 갈피를 잡을 수 없다고 생각합니다. 때로는 이상이 없는데 계속 어지러우면 정신과 진료를 받으라는 의사의 말에 상처를 받기도 합니다. "의사가 너무 무성의한 거 아냐!" 하고 화를 내기도 합니다. 하지만 이는 의사가 무성의해서가 아닙니다. 때로 의사도 어떻게 접근해야 할지 난감하기 때문입니다.

환자들은 증상이 있는데도 검사 결과에 이상이 없으면 대수롭지 않게 생각하는 경향이 있습니다. 심지어는 의사들조차 그렇게 생각하기도 합니다. 그냥 그 병이 그런 걸 어떡하냐고 말이지요. 하지만 검사 결과가 괜찮다는 것은 정말 이상이 없다는 뜻이 아닙니다. 아직까지 검사 수준에서 이상을 발견할 수 없다는 뜻일

뿐입니다.

　그렇다면 어지럼증은 얼마나 흔한 증상일까요? 누구나 한 번쯤은 어지럼증을 경험했을 것입니다. 쪼그리고 앉아서 뭔가를 하다가 일어날 때 앞이 핑 도는 어지럼증, 높은 곳에서 아래를 내려다볼 때 느끼게 되는 어찔함, 잠을 못 자 피곤한 날의 어질어질한 느낌, 혹은 어린 시절 학교 운동장에서 길고 긴 교장 선생님 말씀을 들으며 서 있다가 어지러워 쓰러지는 친구를 본 경험도 있을 것입니다.

　이렇듯 어지럼증은 일상에서 누구나 겪을 수 있는 매우 흔한 증상입니다. 그리고 대부분의 경우 어지럼증을 유발하는 상황을 벗어나거나 몸 상태가 회복되면 호전되는 것이 일반적입니다. 그러나 모든 어지럼증이 이렇게 사라지지는 않습니다. 연구 결과에 따르면 전체 인구의 30% 정도가 평생 동안 한 번 이상은 병원에 가야 할 정도로 심하거나 지속되는 어지럼증으로 힘들어합니다. 우리나라 국민의 건강 상태를 알려 주는 건강보험심사평가원 자료에서도 이런 양상을 확인할 수 있습니다.

　건강보험심사평가원에 따르면 지난 2010년 59만 8,036명이었던 어지럼증 환자 수는 2019년 94만 9,519명으로 늘어나면서 10년간 58.7% 증가했습니다. 어지럼증의 증가 추세는 모든 연령층에서 나타나지만 나이가 들수록 더욱 뚜렷해집니다.

　이 기간을 연령별로 살펴보면 50대가 10만 8,596명에서 17만

7,429명으로 63.3% 증가했고, 60대는 10만 8,951명에서 18만 8,586명으로 73.6% 늘었습니다. 50대 이상에서 뚜렷하게 증가하고, 80대 이상에서는 2배 가까운 증가 추세를 보이고 있습니다. 실제로 60세 이상의 인구에서는 30%가 어지럼증 증상을 호소하고, 75세 이상에서는 병원을 가는 가장 흔한 원인 중 하나가 바로 어지럼증입니다. 그래서일까요? 굳이 통계를 확인할 필요 없이 주변만 둘러봐도 가벼운 어지럼증에서부터 일상생활이 불가능한 수준의 중증 어지럼증까지, 크고 작은 어지럼증으로 고통받는 사람들이 많습니다.

어지럼증 환자들을 더욱 힘들게 만드는 것은 어지럼증에 대한 주변의 인식과 잘못된 상식입니다. 어지럼증을 호소하면 사람들은 대수롭지 않은 질환으로 여기거나, 잘 먹고 잘 쉬면 금세 낫는다고 훈수를 둡니다. 심한 경우, 아예 꾀병으로 무시하기도 합니다. '당이 떨어져서 그렇다' '빈혈이 있나 보다' '기가 허한 거 같으니 보약을 한 첩 먹어라' 등등 어지럼증에 대한 오해와 통념도 적지 않습니다. 심지어는 검사 결과 이상이 없는데도 어지럼증을 호소하는 환자들을 정신심리적인 문제로 성급하게 진단하는 경우도 있습니다. 그럴 때마다 "어지러워요"라는 환자의 호소는 공허한 메아리가 되고 정확하지 않은 자가진단과 치료로 인해 증상을 악화시키는 악순환이 생기기도 합니다. 그렇다면 어지럼증과 관련된 이런 혼동은 어디에서 기인하는 것일까요? 문제는 어지럼증이라는 말이 매우 넓은 의미의 스펙트럼을 가지고 있다는 것입니다.

'어지럼증'은 그 자체가 질환^{disease}이 아니라 증상^{symptom}입니다. 즉 뇌졸중이나 전정신경염 같은 특정 원인질환에 의해 나타나는 여러 증상들 중 하나입니다. 그래서 어지럼증이라는 증상은 수십 가지 복합적이고 다양한 증상들을 한마디로 압축한 단어입니다. 나의 '어지럽다'가 너의 '어지럽다'와 완전히 다른 의미일 수 있습니다. 즉 가벼운 현기증에서부터 몸을 가눌 수 없어 바닥에 쓰러지는 심각한 상태까지 다양한 증상이 '어지럼증'이란 한 단어에 함축되어 있습니다.

"어지러워요."

오랜 시간 어지럼증을 호소하는 환자들을 진료해 왔지만 어지럽다는 환자의 말을 들을 때마다 출구를 가늠할 수 없는 복잡한 미로 앞에 서 있는 느낌을 받습니다. "어지러워요"라는 말 안에 너무나 다양한 의미가 들어 있다는 사실을 잘 알기 때문입니다.

지금부터는 이런 복잡한 어지럼증이 어디서 왔는지, 어지럼증이 무엇이고, 어지럼증의 증상에는 어떠한 것들이 있는지, "어지러워요"라는 말이 어떤 의미를 담고 있는지 하나씩 풀어가 보도록 하겠습니다.

어지럼증의 기원
- 호모 에렉투스의 두 발과 호모 사피엔스의 뇌

　어지럼증을 탐구하기에 앞서, 인류 진화와 뇌의 역사에 대해 잠깐 살펴보겠습니다. 현재 지구상에는 70억 명 정도의 인류가 있으며 현생 인류인 호모 사피엔스^{Homo sapiens}는 대략 20만 년 전 지구상에 출현했다고 합니다. 그럼 호모 사피엔스는 어디서 왔을까요?

　인류의 진화는 매우 복잡하고, 아직까지 밝혀지지 않은 사실들도 많지만, 학자들은 호모 사피엔스가 600만 년 전 동아프리카에서 살던 인간과 침팬지의 마지막 공통 조상에서 시작되었다고 봅니다. 이후 긴 시간 다양한 인간종이 출현하고 멸종했습니다. 현생 인류의 조상으로는 호모 에렉투스^{Homo erectus}가 유력합니다. 호모 에렉투스는 아프리카 대륙에서 대략 150~180만 년 전 출현했죠. 그들은 '네 발 인간'에서 본격적인 '두 발 인간'으로 올라선 것으로 알려진 첫 번째 원인猿人입니다.

호모 에렉투스라는 말도 라틴어로 '두 발로 선 인간'이라는 뜻입니다. '지혜로운 인간'의 호모 사피엔스가 지적 능력을 강조한 학명學名이라면, '직립直立하는 인간'의 호모 에렉투스는 인류의 운동 능력을 강조한 학명인 셈입니다.

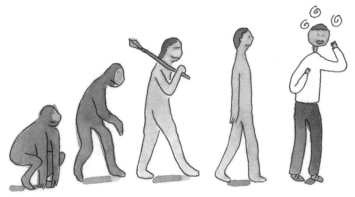

두 발로 걷게 되면서 인류는 어지럼증도 얻게 되었다.

그런데 사족보행에서 이족보행으로 진화하면서 인류의 삶에 많은 변화가 일어났습니다. 우선 두 발로 걷는 자세로 바뀌자 지면에서 떨어진 두 팔이 자유로워졌습니다. 이렇게 자유로워진 두 손으로 인간은 도구를 만들어 사용하게 되었습니다. 더불어 인간의 키가 커지면서 전방 시야가 이전보다 훨씬 넓어졌습니다. 땅만 보던 시선은 하늘과 더 먼 곳을 볼 수 있게 확장되었습니다. 자유로운 두 손과 넓은 시야를 확보한 호모 에렉투스는 급기야 불을 사용하게 되었습니다.

불의 사용은 어떤 의미가 있었을까요? 불을 사용하면 추위를 피할 수 있고, 어둠 속에서도 볼 수 있으며, 천적으로부터의 보호 장비로 사용할 수도 있었을 것입니다. 그리고 무엇보다 음식을 익혀 먹을 수 있었습니다.

사실 인간은 음식을 익혀서 섭취하는 유일한 동물입니다. 화식은 생으로 먹는 것보다 맛도 좋지만 인류 진화에 있어서 매우 큰 의미가 있었습니다.

'생각하는 인간' 혹은 '지혜로운 인간'이라는 뜻의 호모 사피엔스의 핵심은 '뇌'에 있습니다. 일반적으로 동물의 몸집이 커질수록 뇌의 크기도 같이 커집니다. 그리고 보통 뇌가 커지면 지능도 같이 높아집니다. 인간의 뇌 용량은 1.2~1.5kg정도입니다. 현생 지구 생물 가운데 가장 큰 육상 동물인 코끼리의 뇌는 4~5kg 정도 됩니다.

1.5kg짜리 인간의 뇌와 4.5kg짜리 코끼리의 뇌!

그렇다면 단순 비교해서 코끼리가 3배 정도 더 똑똑해야 하는 것 아닌가요? 하지만 우리 모두 알다시피 서커스에서 공연하는 것은 사람이 길들인 코끼리지, 코끼리가 길들인 사람이 아닙니다.

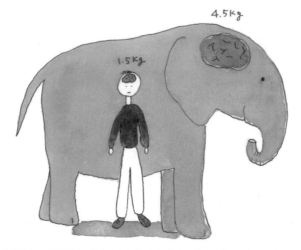

4.5Kg

1.5Kg

일반적으로 동물은 몸집이 커질수록 뇌가 커지고 뇌가 클수록 더 똑똑하다.
인간의 뇌는 몸집에 비해 상대적으로 크기도 하지만 수없이 많은 촘촘한 신경 연결을 통해
더 큰 뇌를 지닌 다른 동물보다 월등한 성능을 보인다.

그럼 3분의 1의 뇌 용적으로 어떻게 코끼리보다 인간이 더 똑똑할 수 있을까요? 바로 인간의 뇌에 있는 신경세포의 수와 이를 연결하는 시냅스synapse에 그 답이 있습니다. 인간의 뇌에는 대략 860~1,000억 개 정도의 신경세포가 있는데 뇌신경세포들은 서로 촘촘하게 연결되어 있습니다. 뇌신경세포 간의 연결 부위를 시냅스라고 합니다. 인간의 뇌에는 약 100조 개가량의 시냅스가 있는데 이는 다른 동물들보다 월등히 많은 숫자입니다. 즉 단순한 뇌의 크기나 뇌세포의 숫자가 중요한 것이 아니고 뇌신경세포간의 연결망이 얼마나 잘 구축되어 있고 효과적으로 작동하는가 하는 것이 뇌기능과 직결되는 것입니다. 이런 뇌의 기능을 적절하게 유지하기 위해서 뇌는 다른 장기보다 엄청난

에너지가 필요합니다. 이 에너지를 충당하기 위해 체중의 2%밖에 되지 않는 뇌로 심박출량의 20%의 혈액을 내보내고 하루 필요 에너지의 25%를 뇌에서 소진합니다. 가전제품으로 비유하면, 뇌는 다른 장기와 비교해 에너지 소비효율등급이 꼴찌라고 할 수 있습니다. 인간을 제외한 영장류가 이 정도의 에너지를 자연계에서 무리 없이 충당하려면 하루 종일 아무 일도 안 하고 앉아서 먹기만 해야 할 것입니다.

결국 대부분의 동물들은 생존을 위해 뇌의 크기와 기능을 적당한 선에서 유지하고 그 대신 몸집을 키우는 진화의 방향을 선택하게 됩니다. 오직 인간만이 이런 효율적인 진화의 방향과는 다른 선택을 할 수 있었던 이유는 바로 불로 음식을 익혀서 먹었기 때문입니다.

음식을 불로 익혀 먹으면 흡수할 수 있는 에너지의 양이 많아지는데, 이를 통해 적은 음식으로도 뇌의 요구를 충당할 수 있는 에너지를 얻을 수 있었던 것입니다. 실제로 불을 사용하고 화식을 하면서 인류의 뇌는 급격하게 커지는 방향으로 진화를 하게됩니다.

인류와 유전적으로 가장 가까운 동물인 침팬지보다 훨씬 약한 신체적 조건을 가진 호모 사피엔스가 무자비한 생태계에서 먹이사슬의 정점에 오를 수 있었던 이유는 뇌에 있었습니다. 그리고 그 도약이 가능했던 첫 번째 인류사의 사건이 바로 호모 에렉투스가 두 발로 서서 세상을 보았던 것이지요.

균형이란 무엇인가?
- 발레리나의 발끝과 체중심점

직립보행은 인류의 진화에 엄청난 사건이었지만 두 발로 선다는 것이 늘 좋은 점만 있는 것은 아니었습니다. 뭐니 뭐니 해도 호모 에렉투스가 남모르게 겪어야 했던 커다란 신체적 위기는 생각지도 못한 엉뚱한 곳에서 찾아왔으니까요. 네 발 대신 두 발로 서서 걷는 동안 목과 허리에 무리가 갔고, 디스크나 치질 같은 질환이 다른 동물들에 비해 월등히 많아지게 됩니다. 그리고 또 한 가지 문제가 있었는데 바로 '어지럼증'이었습니다.

두 발로 서면 네 발로 서는 것보다 왜 더 어지러울까요?

어지럽다는 것은 균형을 안정적으로 유지하지 못하는 상태를 말합니다. 그렇다면 균형이란 무엇을 의미하는 것일까요? 균형을 이해하기 위해서 두 가지 생소한 개념을 소개하려 합니다. 체중심점center of gravity, COG과 지지면base of support, BOS입니다.

첫 번째, 체중심점이란 물체가 지닌 무게의 중심점을 말합니다. 중력이 1G로 일정하다고 가정했을 때, 체중심점은 중력중심과 일치합니다. 지구상의 모든 물질은 그 나름대로의 무게가 있는데, 중력중심 혹은 무게중심은 물체의 균형점이라고 할 수 있습니다. 즉 체중심점은 신체 무게의 중심점으로서, 낮을수록 안정적이고 높을수록 불안정해집니다.

미끄러운 길을 걸을 때 앞으로 구부려 몸을 낮추면 중심 잡기가 더 수월해지는 것이나, 레슬링이나 스모같이 상대를 밀쳐 균형을 흔들어야 하는 운동에서 자세를 낮춰 체중심점을 낮게 하는 것 등을 예로 들 수 있습니다.

두 번째, 지지면(또는 기저면)인데, 이는 인체나 물체가 지면에 닿아 있을 때, 그 접촉점들을 연결시킨 넓이를 말합니다. 지지면 혹은 기저면은 신체의 자세에 따라 달라지게 됩니다. 즉 누워 있으면 신체가 지면에 닿는 면적이 넓어지면서 지지면이 넓어지고 한 발로 서 있으면 지지면이 좁아지죠. 균형이란 체중심점이 지지면 위에 위치하는 것을 말합니다. 이런 상태에서 우리는 균형을 유지하면서 안정적인 상태로 있게 됩니다.

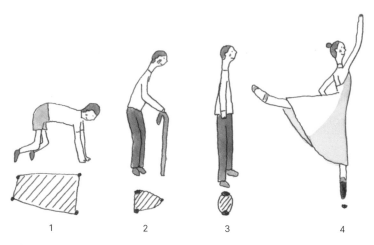

네 발로 엎드려 있을 때와 비교해 두 발로 서면 지지면이 ¼로 줄어든다. 그만큼 균형 잡기가
어려워진다. 발레리나는 불과 3~4cm²정도의 지지면 위에서 균형을 잡는다.

이제 다시 네 발로 서는 것과 두 발로 서는 것을 살펴볼까요?

네 발로 서면 지지면이 넓어집니다(1). 반면에 두 발로 서면 지지면이 좁아지죠(3). 네 발로 서는 것보다 4분의 1정도로 좁아집니다. 극단적인 예로, 발레리나가 발끝으로 서면 지지면은 겨우 3~4cm²에 불과하게 됩니다(4).

지지면이 작아질수록 체중심점을 지지면 위에 안정적으로 유지하기 힘들어지고, 결국 균형 잡기가 어렵게 됩니다. 균형을 잡을 수 없을 때 어떤 현상이 발생할까요? 바로 '아, 어지러워' 하고 느끼게 됩니다.

호모 에렉투스가 두 발로 감행한 직립보행은 인류 진화의 역사에서 위대한 진보였지만, 동시에 지지면을 4분의 1로 줄이는 결과를 낳았습니다. 결국 인간은 어지럼증에 취약한 신체 구조를 성능 좋은 두뇌와 함께 지니게 된 것입니다.

　인간의 입장에서 지지 기반을 좁히는 직립보행은 네 다리를 땅에 디디고 다니는 것보다 균형 면에서 상당한 모험이었음에 틀림없습니다. 그래서 우리는 버스나 지하철에서 서 있을 때 항상 어딘가에 기대거나 앉고 싶어지나 봅니다. 뱃멀미를 하는 사람들이 바닥에 몸을 바짝 붙이고 있거나, 어지럼증을 호소하는 환자들이 항상 누워 있으려고 하는 것만 보더라도 신체가 수직으로 중력의 영향을 받는다는 것이 인간에게 얼마나 대단한 용기와 노력이 필요한 것인지 알 수 있습니다.

어지럼증의 해부학
- 호모 에렉투스는 어떻게 균형을 익혔을까?

두 발로 서면서 어지럼증에 취약해진 호모 에렉투스는 어떻게 균형감각을 익혔을까요? 균형감각은 일반감각인 미각, 시각, 청각, 후각, 촉각처럼 단순하지 않습니다. 왜냐하면 균형감각은 여러 감각이 동시에 관여하고 조율하는 복합적인 감각이기 때문입니다.

우리 몸의 균형을 담당하는 기관은 크게 세 부분으로 나뉩니다. 감각계, 뇌를 포함한 중추신경계, 운동계입니다. 우선 감각계는 눈을 통해 시각정보를 수용하는 시각계, 귀를 통해 외부의 정보들을 수용하는 전정계, 신체에 광범위하게 분포된 체성감각계가 있습니다. 컴퓨터로 말하자면, 입력장치input에 해당하죠. 반면 뇌는 이렇게 받아들인 정보를 분석하고 처리하는 기능을 담당합니다. 컴퓨터의 중앙처리장치인 CPU에 비유할 수 있습니다.

이렇게 정보가 처리되고 저장되면 어떻게 신체를 조정해야 할지에 대한 결과물이 나오는데, 운동계가 이 과정에 관여합니다. 안구 운동이나 근육 및 관절 운동에 의해 걸음걸이나 몸짓 등으로 표현됩니다. 컴퓨터의 출력장치output와 같은 기능을 하는 셈이죠. 결국 신체의 균형이란 이러한 세 가지 기관이 어느 것 하나 멈추지 않고 정밀하게 작동할 때 유지되는 것입니다.

우리 몸의 균형을 담당하는 기관		
감각계	전정계 시각계 체성감각계	
뇌	뇌줄기 소뇌 대뇌피질	
운동계	안구 운동 근골격 운동	

감각계

감각계는 컴퓨터에 비유하자면 입력장치라고 할 수 있습니다. 균형을 담당하는 대표적인 감각계에는 전정신경계와 시각계, 체성감각계가 있습니다.

① 전정신경계

속귀는 매우 신기하게 생겼습니다. 달팽이가 커다란 왕관을 쓴 것처럼 보이기도 합니다. 흔히 어지러우면 '달팽이관 문제다' 혹은 '달팽이 어지럼증이다'라고 말하는 경우가 있습니다. 달팽이처럼 생긴 속귀의 와우라고 하는 부분의 모양이 꼭 어지럼증을 일으킬 것처럼 생겨 직관적으로 어지럼증의 원인 같아 보입니다. 하지만 우리의 직관과 다르게 달팽이 모양의 와우는 청력을 담당합니다. 그러므로 달팽이관 어지럼증은 매우 부정확한 말입니다.

어지럼증과 관계 있는 부분은 달팽이 모양이 아니라 왕관 모양을 한 전정기관입니다. 전정이라는 용어는 어지럼증에 대해 말할 때 여러 번 나오기 때문에 한 번 설명할 필요가 있습니다. 전정前庭은 한자 그대로 '앞 정원'이란 뜻입니다. 영어로는 'vestibule'이라고 하는데, 이 단어 역시 '입구'나 '안뜰' '정문' 등의 의미를 지니고 있습니다. 넓은 의미로 전정은 속귀(내이)에서 머리와 안구의 움직임을 인식하는 구조물과 이들 정보를 뇌로 전달하는 전정신경, 그리고 정보를 받아 이를 해석하고 통합하여 관련 기관으로 전달하거나 명령하는 뇌 부위를 모두 포함하는 용어입니다. 이 중에서 속귀에 있는 부분을 말초전정계라고 합니다. '어지러우면 귀에 문제가 있는 것이다'라고 하는 것은 반드시 맞는 말은 아니지만, 속귀의 전정계에 문제가 생겼을 때 어지럼증이 발생할 수 있습니다.

말초전정계는 반고리관semicircular canal과 이석기관otolithic organ으로 구성되어 있습니다. 반고리관은 우리 몸이 얼마나 회전하는지를 감지하는 평형기관입니다. 마치 삼장법사의 지팡이 끝에 달려 있는 쇠고리처럼 세 개의 고리로 되어 있는 반고리관은 각

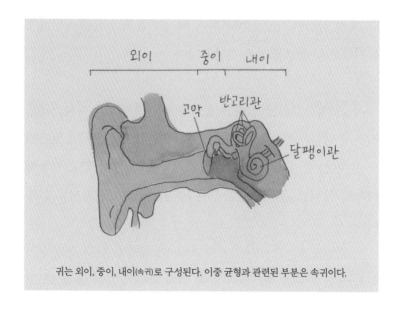

귀는 외이, 중이, 내이(속귀)로 구성된다. 이중 균형과 관련된 부분은 속귀이다.

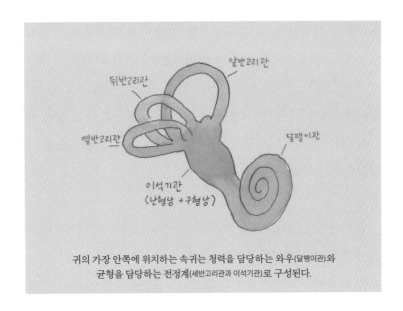

귀의 가장 안쪽에 위치하는 속귀는 청력을 담당하는 와우(달팽이관)와 균형을 담당하는 전정계(세반고리관과 이석기관)로 구성된다.

위치에 따라 앞반고리관, 옆반고리관, 뒤반고리관으로 나뉩니다. 각각 적절한 각도로 배치되어 머리와 몸의 회전을 정밀하게 감지하고 이 정보를 뇌로 전달합니다.

세 개의 반고리관이 회전 움직임을 감지한다면 이석기관은 직선 움직임을 감지합니다. 즉 엘리베이터를 탈 때처럼 위아래로 움직이는 느낌은 이석기관의 구형낭saccule, 차를 타고 이동할 때처럼 앞뒤로 움직이는 느낌은 난형낭utricle에서 감지하게 됩니다.

이렇게 달팽이관까지 합쳐서 16mm에 불과한 아주 작고 신기하게 생긴 기관이 여러분의 양쪽 귀에 하나씩 들어 있죠. 이 전정기관과 달팽이관 안에는 뇌척수액과 동일한 조성의 림프액이 채워져 있습니다. 몸이 회전하면 반고리관 속에 들어 있는 이 림프액이 중력에 맞게 한 방향으로 흐르게 되는데, 이 흐름은 안에 돋아 있는 감각세포들을 건드려 지금 내 몸이 주변 환경과 어떤 관계에 놓여 있는지에 대한 정보를 매우 정밀하게 뇌로 전달합니다. 전정신경계는 이 속귀의 전정계와 연결된 신경계를 말합니다. 사실 인체의 균형이 전정계만으로 유지되는 것은 아니지만 평형equilibrium을 유지하는 데 더없이 중요한 역할을 하는 것만은 틀림없습니다.

② 시각계

감각계를 이루는 두 번째 요소는 시각계입니다. 인간은 다른 어떤 동물보다 시각적인 동물입니다. 우리가 얻는 정보의 70%는 시각을 통해서 수용, 처리됩니다. 그래서 인간 뇌의 무려 3분의 1에 해당하는 부분이 시각정보를 처리하는 데 쓰입니다.

주변 환경의 상태와 변화에 대한 시각정보는 균형을 잡는 데 매우 중요한 역할을 합니다. 시각정보가 없을 때 혹은 부정확한 시각정보가 입력될 때 우리 몸은 균형 잡기가 어려워집니다.

시각과 균형감각 사이의 관계를 간단히 알아보는 실험이 있습니다. 두 발로 서서 눈을 감고 1분만 서 있어 보세요. 눈을 뜨고 서 있는 것과 눈을 감고 서 있는 것 사이의 차이점을 대번 느낄 수 있을 겁니다. 또는 높은 곳에 올라가거나 아이맥스 영화관처럼 부정확한 시각 정보를 느끼는 상황에 놓여 있을 때에도, 몸은 앉아 있음에도 불구하고 어지럼증을 느낄 수 있죠. 이런 상황은 모두 우리의 시각과 균형감각이 얼마나 밀접하게 연관되어 있는지 말해 줍니다.

또한 시각은 전정계와 긴밀하게 연결되어 있습니다. 우리 몸의 반사작용 중에서 가장 중요하고 빠르면서 정밀한 반사가 바로 전정안반사vestibulo-ocular reflex입니다. 전정기관의 미세한 변화를 감지하여 안구의 움직임을 정밀하게 조절하는 반사입니다. 전정안반사는 우리 머리가 끊임없이 움직이고 흔들리는 상태에서도 시각을 정확하게 유지할 수 있도록 합니다. 요즘 디지털 카메라 안에 장착된 손 떨림 방지 기능과 비슷한 것입니다. 전정안반사가 있기 때문에 우리는 몸과 머리가 움직일 때도 혹은 흔들리는 환경에서도 정확한 시력을 유지할 수 있습니다.

③ 체성감각계

감각계를 이루는 세 번째 요소는 체성감각계입니다. 체성감각계란 촉각과 통각, 온도, 진동, 위치, 움직임 등을 감지해서 중추신경계로 전달하는 감각을 말합니다. 다양한 감각이 체성감각계에 속하는데, 균형 유지에 중요한 감각은 그중에서도 고유수용성감각proprioception입니다. 고유수용성감각이란 관절이나 근육, 건막, 인대 등에 주로 분포되어 있으면서, 내 몸의 위치가 지금 어디에 있는지 끊임없이 뇌로 전달하고, 관절과 근육의 긴장도를 파악하는 감각입니다. 바로 이런 감각 때문에 아무것도 보이지 않는 칠흑 같은 어둠 속에서도 우리는 자신의 다리가 어디에 있는지 쉽게 알 수 있습니다. 또 눈을 감고도 코가 어디 있는지 만질 수 있고 물도 마실 수 있는 것입니다.

뇌

뇌는 컴퓨터의 CPU에 해당하는 기관입니다. 감각계로부터 정보를 받아 분석한 뒤 운동계에 명령을 내립니다. 몸의 평형상태를 유지하는 데 뇌의 역할은 지대합니다. 그래서 모든 척추동물은 고도로 진화한 뇌를 가지고 있습니다. 몸의 평형을 유지할

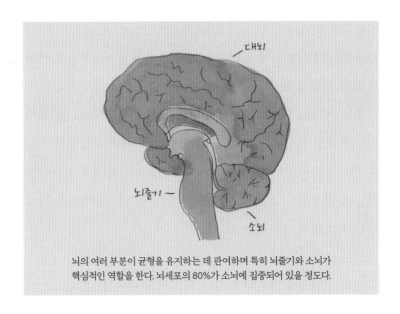

뇌의 여러 부분이 균형을 유지하는 데 관여하며 특히 뇌줄기와 소뇌가 핵심적인 역할을 한다. 뇌세포의 80%가 소뇌에 집중되어 있을 정도다.

필요가 없는 연체동물의 신경계와는 비교할 수 없을 정도이며 인간은 더욱 그러합니다.

인간의 뇌는 크게 세 부분으로 나눌 수 있습니다. 바로 대뇌와 뇌줄기(뇌간brain stem), 그리고 소뇌cerebellum입니다. 이 중에서 대뇌는 생각과 판단, 기억 등 사유와 관련된 고등한 정신 활동을 담당합니다. 반면 신체의 균형과 관련된 기능은 뇌줄기와 소뇌가 맡고 있습니다.

이 중에서 소뇌는 우리 몸의 평형기능의 우두머리 역할을 하는 가장 중요한 구조물입니다. 대뇌와 비교했을 때 소뇌는 크기와 질량이 대뇌의 10분의 1에 불과하지만, 소뇌를 구성하는 뉴런(신경세포)의 숫자는 월등히 많아서 전체 뇌세포의 80%가 소뇌에 집중되어 있습니다. 대뇌의 10% 크기의 소뇌는 도대체 어떤 역할을 담당하기에 이렇게 많은 뇌세포가 있는 걸까요? 얼핏 생각해 봐도 무척 중요한 기능을 담당할 거라 예상할 수 있습니다.

소뇌는 몸의 운동기능을 부드럽게 조율하며 평형감각을 유지하는 관제탑 역할을 합니다. 그래서 소뇌 기능이 채 발달하지 않은 아이들은 힘은 있으나 그 힘을 부드럽고 정확하게 조절하는 기능이 미숙하여 소뇌가 성숙할 때까지 걷지도 못하고 젓가락질을 제대로 하지 못하는 것입니다.

소뇌가 얼마나 중요한 역할을 하는지 알 수 있는 흥미로운 사

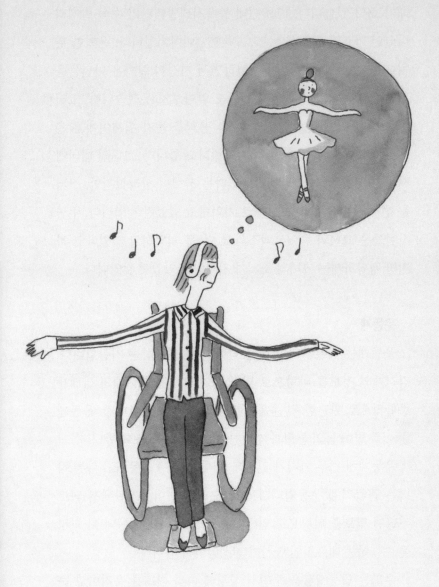

그녀의 대뇌는 과거 자신이 발레리나였다는 사실을 잊어버렸지만
소뇌는 춤 동작 하나하나를 기억하고 있었다.

례가 하나 있습니다. 1960년대 뉴욕시티발레단의 수석 발레리나였던 마르타 곤잘레스Marta C. Gonzalez 이야기입니다. 은퇴한 뒤 치매에 걸린 그녀는 병이 진행하면서 자신이 살아온 나날들을 기억하지 못하고 가까운 가족들도 알아보지 못했습니다. 그러던 그녀가 어느 날 <백조의 호수> 음악을 듣자 휠체어에 앉은 채로 음악에 맞춰 춤을 추기 시작했다고 합니다. 그녀의 대뇌에서는 자신이 과거에 발레리나였다는 사실이 사라졌지만, 소뇌는 섬세한 발레 동작을 그대로 기억하고 있었던 것입니다. 주변 사람들은 그녀의 몸이 <백조의 호수>를 기억하고 있었다고 하지만 정확하게는 그녀의 소뇌가 기억하고 있었던 것입니다.

운동계

운동계는 뇌로부터 명령을 받아 이를 실행하는 기관입니다. 감각계의 정보를 바탕으로 뇌가 과거의 경험과 현재의 상태를 종합적으로 판단한 뒤 운동계에 적절한 신호를 보내면, 운동계는 이를 받아 몸의 균형과 정확한 시야를 확보하도록 합니다.

운동계에는 두 가지가 있는데, 하나는 안구 운동이고 다른 하나는 근골격계 운동입니다. 세반고리관과 이석기관에서 뇌로 전달된 정보를 바탕으로 안구 운동을 조절하게 되는데 이 과정을 수행하는 대표적인 반사가 전정안반사 입니다.

우리는 일상생활을 하면서 상황에 따라 머리를 움직이고 눈을 움직이게 되는데 의식하지는 못하지만 이때 머리만 움직이고 안구가 움직이지 않으면, 보려고 하는 방향을 정확하게 볼 수 없게 됩니다. 그러므로 머리 움직임에 대한 정보를 분석한 뒤 정확하게 머리가 움직인 만큼 안구를 움직이도록 조정합니다. 이 과정을 우리 몸의 가장 빠른 반사인 전정안반사가 담당하게 됩니다. 전정안반사가 얼마나 정교한 반사인지 알아보는 간단한 테스트가 있습니다. 눈앞에 글씨가 써진 종이를 놓고 머리를 좌우로 흔들어 보세요. 전정안반사가 정상이라면 머리를 흔들어도 어렵지 않게 글씨를 읽을 수 있습니다. 머리를 돌린 만큼 정확하게 반대로 안구가 돌아가면서 흐트러짐 없이 글씨를 읽을 수 있습니다. 하지만 머리를 고정하고 종이를 좌우로 흔들어 보세요. 글씨를 읽을 수 없을 것입니다. 바로 머리를 흔들 때 작용하는 강력한 전정안반사의 결과입니다.

근골격계 운동은 뇌가 몸의 균형을 위해 전달한 신호를 받아 전신의 근육을 조절하고 사지를 조율하므로 안정적인 자세를 갖도록 해 줍니다. 우리가 걸을 때 혹은 뛸 때 안정적인 자세를 유지하는 것은 바로 근골격계가 끊임없이 정밀하게 자세를 교정하기 때문입니다.

이상에서 설명한 감각계, 중추신경계, 운동계 세 기관이 1초도 쉴 없이 서로 조율하고 통제하며 만들어 내는 것이 바로 몸의 균형입니다. 이 세 기관 중에서 어느 것 하나라도 불완전하거나 잘못된 정보를 서로 주고받으면 대번 균형이 깨지게 되고 몸에 문제가 생깁니다. 그 문제의 느낌이 바로 '어지럼증'입니다.

그래서 "어지러워요"라는 말은 이 복잡한 균형계 어디에선가 문제가 발생했음을 말해 주는 신호입니다. 평형기능은 자기 자신과 외부 환경을 인지하고 이 관계를 정확하게 파악하여 몸을 환경에 안정적으로 위치시킵니다. 그런데 이 기능이 단순히 하나의 기관이 담당하는 것이 아니라, 세 가지 서로 다른 기관들의 상관관계를 통해 완성되기 때문에 약간의 혼선이나 기능 저하가 생겨도 균형감각에 대번 문제가 생깁니다. 이는 마치 정밀한 기계가 단순한 기계보다 고장이 잘 날 수밖에 없는 것과 같습니다. 그러므로 이런 복잡한 균형의 과정 어디에서 어떤 문제가 발

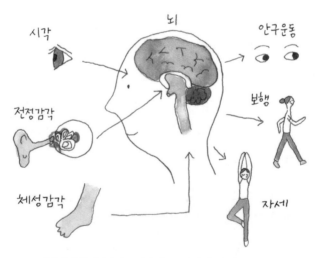

감각계, 중추신경계, 운동계가 서로 조율하여 균형을 유지한다.
어지럼증은 이 과정 어디에선가 문제가 발생했다는 신호다.

생했느냐에 따라 매우 다양한 양상의 어지럼증이 나타나게 됩니다.

이제 '어지럽다'는 말이 얼마나 많은 의미를 담고 있는지 조금은 이해되셨나요? 결국 호모 에렉투스가 두 발로 서면서 얻은 많은 발전은, 어지럼증이란 숙제도 함께 남겼습니다. 다음 장에서는 이 어지럼증이란 증상에 대해서 좀 더 자세히 살펴보도록 하겠습니다.

2장

어지러울 만큼 다양한
어지럼증의 종류

두 발로 선 인류였던 호모 에렉투스는 언제부터 어지럼증을 느꼈을까요? 정확하게 알 수는 없지만 기록으로 남아 있는 어지럼증은 기원전 4세기 플라톤의 저작에 처음 등장합니다. 어지럼증을 뜻하는 말로 그가 사용한 '스코토마티코이^{skotomatikoi}'는 그리스어로 본래 '어두움'이나 '무지'를 의미합니다. 이 단어는 라틴어로 옮기면서 '스코토미아^{scotomia}'가 되었습니다.

스코토미아는 오늘날 우리가 어지럼증으로 부르는, 정신이 아득해지며 눈앞이 캄캄해지는 증상을 총칭했죠. 일찍이 의학의 아버지 히포크라테스는 과도한 열이나 혈액이 머리로 쏠리면서 어지럼증이 발생한다고 주장했습니다. 오늘날 의학적 관점에서 보자면 여러 가지 오해를 낳을 수 있는 매우 부정확한 진단이었지만, 그의 설명은 체액설Humorism을 통해 신체의 질병을 정의했던 중세 의학계의 지배적인 견해였습니다.

중세에 접어들면서 스코토미아와 함께 '베르티고vertigo'라는 단어가 쓰이기 시작했습니다. 베르티고는 '빙글빙글 돌다'라는 뜻의 라틴어 동사 '베르테레vertere'에서 나왔습니다. 오늘날 현훈증(빙글빙글 도는 어지럼증)을 뜻하는 영단어 'vertigo'가 바로 이 단어에서 유래했죠.

공포 영화의 명장 알프레드 히치콕Alfred Hitchcock의 영화 중에 <현기증Vertigo>이라는 작품이 있습니다. 역사상 가장 위대한 영화 중 하나로 반드시 언급되는 걸작이며, 히치콕의 대표작으로 꼽히는 영화입니다. 어지럼증을 주제로 현대인들의 사랑과 방황을 풀어낸 수작입니다. 높은 곳에만 서면 심한 어지럼증을 느끼는 주인공 존 퍼거슨과 높은 곳에만 오르면 자살 충동을 느끼는 친구의 아내 마들렌의 사랑 이야기죠. 경찰인 존 퍼거슨은 어느 날 아슬아슬한 난간을 넘으며 범인을 쫓다가 갑자기 심한 어지럼증을 느껴 벽에 매달리게 되고, 그를 구해 주러 달려온 동료 경관이 대신 추락해 사망하는 사건을 겪습니다. 이 일로 심한 죄책감과 직업에 대한 회의를 느끼며 고통스러워하는 퍼거슨에게 그날 이후로 어지럼증이 시도 때도 없이 엄습하게 됩니다. 이후 퍼거슨의 삶은 어지럼증을 극복하기 위한 노력으로 점철됩니다. 담력을 키우기 위해 일부러 높은 곳에 올라서기도 하고, 고소공포증은 다른 정서적 충격을 받아야 고쳐진다는 속설을 행동으로 실천하기도 합니다. 하지만 퍼거슨의 어지럼증은 호전되지 않았고 오히려 악화되어 결국 경찰 일을 그만두게 됩니다.

영화는 일을 그만둔 퍼거슨이 겪게 되는 마들렌에 대한 사랑의 감정과 예상치 못한 사건들에 대해 히치콕 특유의 공포스러운 분위기로 흥미진진하게 전개됩니다.

어지럼증 전문의가 된 뒤 이 영화를 다시 보았을 때는 주인공 퍼거슨의 어지럼증에 더욱 관심이 갔습니다. '주인공이 얼마나 괴로웠을까?' '자신의 어지럼증이 얼마나 원망스러웠을까?' '직장을 그만둘 정도로 힘들었는데 그를 도와줄 의사는 없었을까?' '정확하게 주인공이 앓은 어지럼증의 원인질환은 무엇이었을까?' 하고 말이죠. 주인공이 느꼈던 공포처럼 어지럼증은 매우 괴로운 증상입니다. 세상이 뒤집히고 흔들리는 듯한 상태에서 온전히 홀로 버티고 서는 것은 쉽지 않은 일입니다. 끝 모를 현기증과 답 없는 어지럼증을 느끼며 홀로 버티고 계신가요?

'버티고(vertigo, 어지럼증)'를 버티고 있는 여러분들에게 도움이 되기 위해 이번 장에서는 다양한 어지럼증의 특성과 종류에 대해서 설명해 보겠습니다.

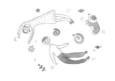

어지럼증의 개성 파악하기
- 나의 '어지럽다'와 너의 '어지럽다'는 같은 말이 아니다

어지럼증은 병명이 아니라 환자가 느끼는 증상입니다.

'어지럽다'는 말에 함축된 의미를 찾는 것은 매우 중요하고 복잡한 과정입니다. 이 과정이 성공적으로 수행될 때 정확한 진단이 내려지고, 그래야 가장 효과적인 치료를 할 수 있습니다. 그래서 환자가 말하는 '어지럽다'라는 말을 정확하게 이해하는 것이 이 복잡한 문제를 해결하는 첫걸음입니다.

어지럼증의 종류는 여러 가지 방법으로 구분할 수 있습니다. 증상별 구분과 경과별 구분, 원인별 구분이 그것입니다. 어지럼증 증상은 어떤 관점으로 분류하느냐에 따라 전혀 다르게 표현될 수 있습니다.

예를 들면 '나는 빙빙 도는(증상) 어지럼증이 갑자기 발생했다가 좋아지곤 하는데, 이런 어지럼증이 잊을 만하면 다시 생겨서 (경과) 어지럼증 클리닉에서 진찰을 받았더니 전정편두통(원인)으로 진단되었다'와 같은 식입니다.

같은 양상의 증상을 보여도 경과와 원인질환이 다를 수 있어 치료도 달라지게 됩니다. 그래서 하나의 구분만 들여다보지 않고 이 세 가지 구분을 총체적으로 감안하여 해당 환자의 어지럼증을 진단하는 것이 중요합니다.

이는 마치 위치를 표시할 때 x, y, z라는 3차원의 좌표로 표현하는 것과 비슷합니다. 이런 과정을 통해 환자가 호소하는 어지럼증을 보다 입체적이고 정확하게 진단할 수 있습니다.

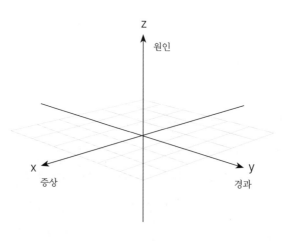

x축: 증상별 어지럼증 - 나는 '이렇게' 어지럽다

어지럼증은 증상이 매우 중요합니다. 증상이란 환자가 주관적으로 인식하는 상태나 느낌을 말합니다. 즉 '내가 나의 어지럼증을 어떻게 느끼는가?' 하는 것입니다. 당연히 매우 주관적이며 개개인에 따라 모두 다릅니다.

진료실에서 처음 마주하는 어지럼증 환자들이 자신의 어지럼증을 표현하는 법은 어지러울 만큼 다양합니다.

빙빙 돈다, 아찔하다, 머리가 텅 빈 것 같다, 비틀거린다, 멀미하는 것 같다, 붕 뜬 것 같다, 빈혈이 있다, 다리에 힘이 없다, 눈이 침침하다, 쓰러질 것 같다, 정신이 아뜩하다, 흔들린다, 머리가 띵하다, 중심을 못 잡겠다, 기운다, 어득어득하다…. 그럼에도 환자가 말해 주는 표현은 어지럼증을 진단하는 데 매우 중요한 단서가 됩니다. 마치 드넓은 백사장에서 바늘을 찾아내는 막막한 작업에서 크고 강력한 자석 같은 역할을 합니다. 따라서 환자가 표현하는 증상의 중요성은 아무리 강조해도 지나치지 않습니다.

어지럼증은 증상에 따라 크게 세 가지로 나눌 수 있습니다. 현훈증과 보행실조증, 비특이적 어지럼증이 그것입니다. 먼저 현훈증은 자신은 가만히 있는데 주변이 빙빙 도는 것 같은 어지럼증을 지칭합니다. 현훈眩暈이라는 한자에서도 알 수 있듯이 가만히 있어도 주위가 빙글빙글 도는 회전성 어지럼증을 보입니다.

현훈증을 느끼는 환자들은 심한 어지럼증으로 인해 메스꺼움, 구토, 설사, 식은땀 등의 증상을 동반하기도 합니다. 현훈증은 균형을 잡는 신경계에 급성으로 이상이 생겼을 때 주로 발생합니다. 보통 급성 어지럼증으로 발생하는 편이며 증상이 매우 심하기 때문에 환자가 견디기 어려울 정도의 고통을 호소합니다. 구토를 하면서 눈도 뜨지 못하고 응급실로 실려 오는 경우도 흔합니다.

반면 보행실조증^{ataxia}은 마치 술 취한 사람이 비틀비틀 길을 걷는 것처럼 땅이 울렁거리고 중심을 잘 잡지 못하는 어지럼증을 말합니다. 여기서 한자로 실조^{失調}란 몸의 조화나 균형을 잃었다는 뜻입니다. 가만히 앉아 있을 때는 별 이상이 없지만, 일어서서 움직이려 하거나 걸으려고 할 때 몸의 균형을 잡을 수 없습니다. 마치 술 취한 사람처럼 비틀거리거나, 몸이 한쪽으로 갸우뚱하며 기우는 느낌이 들거나, 똑바로 걸으려고 해도 대각선으로 걷거나 갈지^{之}자로 걸음을 걷는 경우가 여기에 해당됩니다.

마지막으로 몸이 붕 뜬 것 같거나 어찔어찔한 어지럼증은 비특이적 어지럼증^{dizziness}으로 분류합니다. 현훈증과 보행실조증을 제외한 나머지 어지럼증이 여기에 해당합니다. '비특이적'이란 말에서도 알 수 있듯이, 좀 더 광범위한 의미로 현훈증과 보행실조증에 해당하지 않는 여러 다양한 어지럼증을 포함합니다. 어찔어찔한 어지럼증, 빙빙 돌지는 않으나 다양한 강도로 붕 뜬 것 같은 느낌, 쓰러질 것 같은 느낌, 눈앞이 캄캄하면서 아뜩해지고 기절할 것 같은 현상, 머리가 맑지 않고 아득한 느낌 등이 여기 속합니다. 비특이적 어지럼증은 급성이나 만성 모두 발생할 수 있고, 어지럼증 환자들 중에서 가장 흔한 증상입니다.

증상별 어지럼증의 종류	
현훈증	주변이 빙글빙글 도는 회전성 어지럼증
보행실조증	움직이거나 걸을 때 균형을 못 잡고 비틀거리는 증상
비특이적 어지럼증	현훈증과 보행실조증 외에 어찔어찔한 어지럼증

어지럼증의 증상을 세 가지로 구분하기는 하지만, 모든 어지럼증을 이 기준으로 깔끔하게 나눌 수 있는 것은 아닙니다. 증상이 복합적이거나 매번 다른 양상을 띨 수 있고, 병의 경과에 따라 혹 개인의 상황에 따라 얼마든지 달라질 수 있기 때문입니다. 심지어 동일한 어지럼증으로 진단받은 환자들이 개인마다 전혀 다른 증상을 보이는 경우도 적지 않습니다. 그럼에도 불구하고 이렇게 어지럼증을 세 가지 증상으로 구분하는 것은 정확한 진단을 하는 데 많은 정보를 주기 때문입니다. 어지럼증이라는 복잡한 퍼즐을 푸는 중요한 열쇠와도 같지요.

그러므로 환자는 자신의 어지럼증이 어떤 양상인지 잘 관찰해야 하고 의사는 환자의 증상이 어떤지 매우 세심하게 주의를 기울여야 합니다.

y축: 경과별 어지럼증 - 나는 '언제' 어지럽다

어지럼증을 환자가 느끼는 증상으로 구분하는 것과 동시에 어지럼증을 증상의 경과로 구분하는 것도 중요합니다. 즉 '내 어지럼증의 역사는 이러하다'라는 설명입니다.

환자가 느끼는 어지럼증이 '시간의 추이에 따라 어떤 양상으로 발생했는가?' 하는 어지럼증의 역사는 예를 들면 이렇게 표현할 수 있습니다. 똑같은 비특이성 어지럼증이라고 해도 오늘 처음 생긴 어지럼증일 수도 있고 지난 10년 동안 세 번 찾아온 어지럼증일 수도 있습니다. 아니면 지난 3년 동안 거의 매일 어지러울 수도 있을 것입니다. 처음에는 있다 없다 했으나 지금은 계속되는 어지럼증도 있겠죠. 어지럼증의 경과가 중요한 이유는 원인질환에 따라 매우 다른 양상으로 펼쳐지기 때문입니다. 한 번 생겼다가 완치되는 어지럼증도 있고, 잊을 만하면 재발하는 어지럼증도 있습니다. 물론 경과의 양상에 따라 원인질환이 달라질 수 있고, 같은 질환이어도 경과가 판이하게 다를 수 있습니다.

어지럼증은 경과에 따라 크게 급성과 만성, 재발성으로 나눕니다. 급성 어지럼증acute dizziness은 이전에 어지럼증이 없던 상태에서 갑자기 발생하는 어지럼증을 말합니다. 특별히 어지럼증

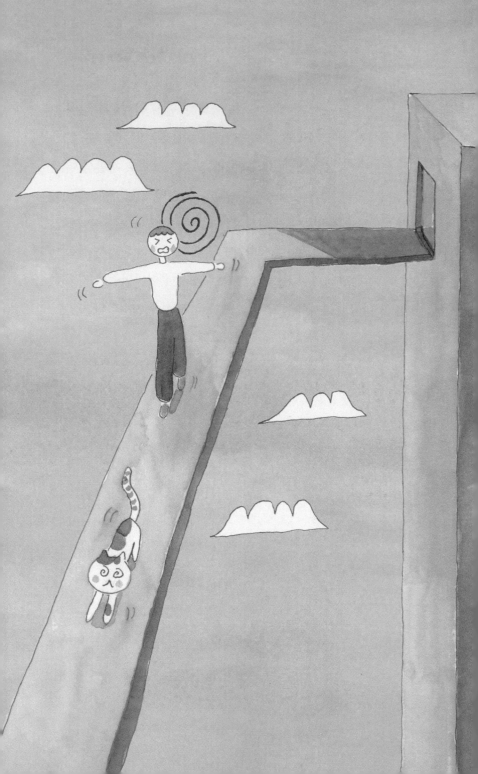

의 증상이 없다가 어느 순간 갑자기 어지럼증이 급습하는 경우입니다. 반면 만성 어지럼증chronic dizziness은 3개월 이상 지속적으로 어지럼증을 느끼는 경우에 해당합니다. 급성 어지럼증은 일순간 왔다가 금세 사라질 수 있지만, 만성의 경우에는 이러한 어지럼증이 지속적인 상태로 계속됩니다. 마지막으로 재발성 어지럼증recurrent dizziness은 급성 어지럼증이 발생하고 완전히, 혹은 부분적으로 회복되었다가 다시 악화되기를 반복하는 어지럼증입니다. 조금 쉬면 나은 것 같다가도 금세 재발하여 환자를 괴롭히는 어지럼증입니다. 원인과 치료에 따라서 어지럼증의 경과는 매우 다양하게 나타날 수 있는데, 특히 만성 어지럼증과 재발성 어지럼증은 적극적인 치료가 필요합니다. 보다 중요한 사항은 뒤에서 다시 설명하도록 하겠습니다.

경과별 어지럼증의 발병 패턴	
급성 어지럼증 갑자기 발생한 뒤 호전됨	
재발성 어지럼증 갑자기 발생했다 호전되었으나 다시 반복됨	
만성 어지럼증 갑자기 혹은 반복적으로 발생하다가 만성적 어지럼증으로 지속됨	

z축: 원인별 어지럼증 - 나는 '이 질환 때문에' 어지럽다

어지럼증 진단에 가장 애를 먹는 부분이 바로 원인을 찾는 일입니다. 그래서 의사들은 물었던 것을 묻고 묻습니다. 이것을 이상하게 여기는 분들이 있습니다.

"아니, 어지러운 게 어지러운 거지, 어떻게 어지럽냐는 게 무슨 말이에요?"

"어지러운데 뭐라 말로 표현하기 힘들어요."

"그냥 어지럽다니까요!"

"그만 묻고 검사를 하던지 약을 주세요."

간혹 마치 교과서에 실린 설명처럼 자신의 어지럼증을 잘 표현하는 환자도 있지만 많은 분이 증상을 설명하는 데 어려움을 겪습니다. 하지만 저는 포기하지 않고 계속 반복해서 질문을 던집니다.

"어지럼증을 '어지럽다'는 말을 빼고 설명해 보세요!"

한참의 옥신각신 끝에 대부분의 환자들은 자신의 어지럼증을 다시 반추하고 설명하는 데 성공합니다. 이런 과정과 힘든 검사를 거쳐 드디어 어지럼증의 원인을 알아낼 수 있습니다.

그렇다면 이렇게 진단된 어지럼증의 원인은 어떻게 나눌 수 있을까요? 크게 다섯 가지로 나눌 수 있습니다. 중추성 어지럼증과 말초전정성 어지럼증, 내과적 질환에 의한 어지럼증, 심리적 원인에 의한 어지럼증, 그리고 이 네 가지 원인이 복합적으로

어지럼증의 원인별 종류	
중추성 어지럼증	뇌 문제로 발생하는 어지럼증 뇌졸중, 뇌종양, 파킨슨병, 전정편두통
말초전정성 어지럼증	속귀 문제로 발생하는 어지럼증 이석증, 전정신경염, 메니에르병
내과적 어지럼증	내과적 질환과 관련된 어지럼증 심장 질환, 약물 관련 어지럼증, 기립저혈압
심인성 어지럼증	심리적인 문제와 연관된 어지럼증 불안증, 우울증, 지속적 체위-지각 어지럼
복합성 어지럼증	다양한 원인이 복합적으로 작용한 어지럼증

작용하는 어지럼증입니다.

첫 번째, 중추성 어지럼증은 뇌줄기와 소뇌를 포함하는 중추 신경계에 이상이 생겨 발생하는 어지럼증입니다. 뇌에 이상이 생겨서 일어난 증상이기 때문에 다른 원인보다 치명적이고 심각한 후유 장애를 남길 수 있습니다. 대표적인 질환으로는 뇌졸중(뇌출혈과 뇌경색)과 뇌종양, 파킨슨병, 소뇌실조증후군, 전정편두통 등이 있습니다. 중추성 어지럼증은 급성, 재발성, 만성의 경과로 나타날 수 있습니다. 또한 마비나 감각장애, 사물이 두 개로 보이는 복시複視, 시야장애, 말을 이해하지 못하거나 말을 하지 못하는 언어장애, 발음이 어눌해지는 구음장애構音障碍 등 신경학적 증상이 동반되고, 증상이 심하지 않아도 자세 불안이 나타나는 경우가 많습니다. 하지만 어지럼증 외에는 다른 증상이 전혀 없이 나타날 수도 있고 말초전정성 어지럼증과 매우 유사한 증상으로 발현될 수도 있습니다. 중추성과 말초전정성 어지럼증을 구분하는 이유는 원인질환의 위험도와 예후, 치료적 접근에 차이가 있기 때문입니다.

두 번째, 말초전정성 어지럼증은 속귀의 전정기관과 전정신경에 관련된 이상 때문에 발생하는 어지럼증입니다. 대표적인 원인질환으로는 양성돌발두위현훈(이석증)과 전정신경염, 메니에르병 등이 있습니다. 말초전정성 어지럼증은 강도가 매우 심한 현훈증으로 발생하는 경향이 있으나 중추성 어지럼증에 비해 비교적 회복이 빠르고 적절한 치료를 받으면 큰 후유증이 남지 않는다는 특징이 있습니다. 귀에 이상이 있어 생기는 증상이기 때문에 청력 이상을 동반할 수 있습니다. 그러나 말초전정계의 이상으로 인한 경우는 어지러움이 심해도 중추성 어지럼증에 비해 자세 불안은 상대적으로 덜합니다. 중추성 어지럼증이 서거나 걷기도 힘든 경우가 흔한 반면 말초전정성 어지럼증은 심한 현훈증으로 괴로워도 일어서고 걸을 수 있는 경우가 많습니다. 물론 이런 특성은 개인차가 큽니다. 어떤 경우에는 말초전정성 어지럼증이 중추성 어지럼증과 유사한 증상을 보이기도 합니다.

세 번째, 내과적 질환에 의한 어지럼증은 심혈관계에 이상이 생기거나, 약물 또는 만성 질환 등에 의해 발생합니다. 기립성 저혈압과 심부전, 부정맥, 당뇨를 앓고 있거나 평소 혈압 약이나 전립선 약 등을 복용할 때 나타나는 어지럼증이 여기에 해당합니다. 심장에 문제가 있는 경우, 생명에 치명적인 문제를 일으킬 수 있기 때문에 내과적 어지럼증 중에서도 매우 주의를 요합니다.

네 번째, 심인성 어지럼증은 심리적인 문제가 주된 원인으로 작용하는 어지럼증입니다. 정신심리적 문제에 의한 질환이 기본 원인이 되며 그와 관련된 약물을 복용하다가 부작용으로 발생할 수 있습니다. 공황장애나 우울증, 지속성 체위-지각 어지럼 등이 있습니다. 우울증이나 불안장애 같은 정신과 질환이 주요 원인일 경우도 있고 어지럼증이 심리적인 문제를 유발해서 증상이 지속되는 경우도 있습니다.

마지막으로 복합성 어지럼증은 위에 소개한 네 가지 원인이 복합적으로 작용하는 어지럼증입니다. 이 어지럼증은 생각보다 흔합니다. 특히 만성적인 어지럼증의 경우, 병이 진행되면서 여러 가지 원인이 얽혀 복잡한 양상을 띠기도 합니다. 당연히 어지럼증의 원인을 밝혀내기도 어렵고 치료 또한 까다로울 수밖에 없습니다.

이상에서 살펴본 것처럼 어지럼증은 멀쩡하던 머리도 어지러워질 정도로 복잡합니다. 증상과 경과, 원인이라는 세 개의 축에 좌표를 찍어 가면서 환자가 호소하는 어지럼증이 어디에 위치하는지 세심하게 진단해야 합니다. 물론 간단하지 않습니다. 그래서 어지럼증엔 "어지러우면 쉬세요" "스트레스 때문에 그래요" "어지럼증 약을 드세요"처럼 단순한 처방이 가능하지 않습니다. 그래도 먹구름 뒤에 밝은 태양이 있는 것처럼, 증상과 경과를 면밀히 살피고 원인을 찬찬히 따져 들어가다 보면 대부분의 어지럼증은 치료할 수 있습니다. 오랜 임상 경험과 연구를 통해서 저도 날마다 그 사실을 확인하고 있습니다.

그러니 너무 걱정하지 마세요. 제가 도와 드리겠습니다.

어지럼증과 관련된
잘못된 상식들

좋은 치료는 바른 진단에서 나옵니다. 바른 진단은 병에 대한
바른 이해에서 출발합니다. 막혔다면 다시 흐르도록 해 주고 넘
친다면 막아 줘야 합니다. 병에 있어 가장 무서운 것은 억측과
오해입니다. 저는 신경과 전문의로 20년 이상 어지럼증 환자들
을 치료하면서 의외로 우리 사회에 어지럼증에 대한 통념과 오
해가 견고하다는 사실을 알게 되었습니다. "내 몸은 내가 안다"
라며 자신의 병에 자신하는 분들도 있고 혹은 반대로 "인터넷에
보니까 제 증상하고 똑같아요. 저 뇌종양이죠?"라며 두려워하는
분들도 많습니다.

너무 가볍게 생각하는 것도, 너무 두려워하는 것도 문제지만 가장 심각한 것은 정보 과잉의 시대에 부정확한 정보와 잘못된 상식으로 자가 치료를 하다가 증상을 악화시키고 치료 시기를 놓치는 경우입니다.

빈혈로 오해하는 경우 : 역사가 오래된 잘못된 상식

처음 어지럼증 클리닉을 내원한 환자가 대뜸 이렇게 말합니다.

"빈혈이 있어서 왔어요."

물론 저는 이 말이 무슨 말인지 충분히 이해합니다. "어지러워서 왔어요"라는 말의 다른 표현에 불과하죠. 우리나라 사람들은 '빈혈=어지럼증'이라는 등식에 익숙한 것 같습니다. 어지럼증으로 진료실을 찾는 환자가 어지럼증의 원인을 빈혈로 착각하는 경우가 많습니다. "제가 요즘 스트레스를 받았더니 빈혈이 생겨 어지러운 것 같아요." 의외로 환자들 중 많은 분이 이런 식의 자가진단을 내립니다. 그래서 한동안 보약을 지어 먹거나 영양제, 철분제 등을 먹다가 어지럼증이 호전되지 않아 결국 진료실 문을 두드리곤 합니다.

저는 사람들이 왜 어지럼증과 빈혈을 동일시하는지 궁금했습니다. 이런 현상이 우리나라만의 문화적 특징일까요, 아니면 모든 나라에 있는 오해일까요? 그 해답은 미국 연수 기간 환자들을 진료하면서 풀렸습니다.

미국 사람들은 어지럼증 클리닉에서 빈혈 얘기를 하지 않았습니다. 물론 다양하게 자신들의 어지럼증을 표현하는 것은 마찬가지였지만 "빈혈 때문에 왔어요"라고 말하는 어지럼증 환자는 없었습니다. '빈혈=어지럼증'은 우리나라 사람들만의 독특한 통념이었습니다.

그런데 우리의 이런 오해는 꽤 오래된 것 같습니다. 추정컨대 100년도 더 된 오해일 수 있습니다. 1934년 11월 25일자 「조선일보」에는 '가정의학'이라는 의학상담란이 있었습니다. 환자가 자신의 증상을 질문하고 의사가 답을 하는 형식인데 마침 어지럼증을 호소하는 환자의 문의가 실렸습니다. 환자는 자신의 증상을 설명합니다.

"이십이세 미혼남자인대 안젓다 이러나면 엇찔엇찔하고 더운물에 오래안젓다 이러나도 그러하며 산보를할때에도 두통이 나며 잠이만습니다. 또허리도아픕니다. 무삼병이며치료난엇찌할까요?"

자신의 증상에 대해서 소상히 설명하는 내용이 진료실에서 오늘 만났던 환자들의 설명 같습니다. 22세의 젊은 남자 환자가 오래 앉아있다가 일어나면서 어지럼증을 느끼고 두통이 흔히 발생하는 것으로 보아 제 마음속에는 벌써 가능한 진단명 몇 개가 스쳐지나갑니다.

흥미로운 것은 해당 문의에 대한 의사의 답변입니다.

"빈혈증이 잇난것갓습니다. 그원인을 안연후에 치료를해야

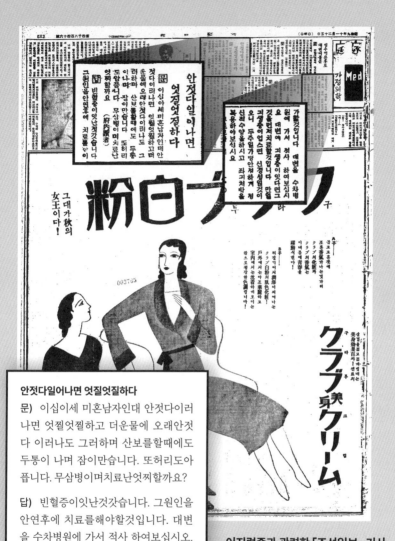

안젓다일어나면 엇질엇질하다

문) 이십이세 미혼남자인대 안젓다러 나면 엇찔엇찔하고 더운물에 오래안젓 다 이러나도 그러하며 산보를할때에도 두통이 나며 잠이만습니다. 또허리도아 픕니다. 무삼병이며치료난엇찌할까요?

답) 빈혈증이잇난것갓습니다. 그원인을 안연후에 치료를해야할것입니다. 대변 을 수차병원에 가서 적사 하여보십시오. 대변에 귀생충이잇다면그것을먼저치료 할것입니다.만일 귀생충이업스면 신경 성일것이오니 두주일가량 안전하게 정 신적수양을 하시고 좌긔처박을복용하야 보십시오.

어지럼증과 관련한 「조선일보」 기사 (1934년 11월 25일자)
'어지럼증=빈혈'이라는 생각은 잘못된 상식으로 역사가 오래되었다.

할것입니다. 대변을 수차병원에 가서 적사 하여보십시오. 대변
에 귀생충이잇다면그것을먼저치료할것입니다. 만일 귀생충이
업스면 신경성일것이오니 두주일가량 안전하게 정신적수양을
하시고 좌긔처박을 복용하야보십시오."

답변을 한 의사는 역시 정확한 진단을 강조합니다. 그런데 문
제는 시작부터 환자의 어지럼증을 빈혈이라고 적시한다는 것입
니다. 물론 나름대로 근거가 있습니다. 1934년은 일제 강점기에
보릿고개로 제대로 먹지도 못하고 항상 결핵과 기생충이 건강
을 위협했을 때이므로 이런 환경적 요인을 고려해 보았을 때 기
생충에 의한 빈혈증의 가능성이 가장 많다는 시의적절한 답변
이었을 수 있습니다. 아마 이런 시대적 공감대가 시간이 지나면
서 어지럼증은 빈혈과 동의어라는 잘못된 오해를 상식으로 받
아들인 것 같습니다. 하지만 지금은 결핵이나 기생충 질환이 창
궐하는 시대도 아니고 치료받을 수 없는 시대도 아닙니다. 그러
니 빈혈로 인해 어지럼증이 발생하는 것도 어려운 시대입니다.

그렇다면 빈혈은 어떤 질환일까요? 정확한 의학적 정의는 혈
액 속의 헤모글로빈 수치가 12g/dl 이하일 때를 빈혈이라고 합
니다. 어지럼증을 호소하는 환자의 혈액검사 결과에서 간혹 빈
혈이 발견되는 경우가 있습니다. 그렇다고 해서 그 환자의 어지
럼증이 빈혈 때문이라고 할 수 있을까요? 답은 '대체로 그렇지

않다'입니다. 빈혈로 어지럼증이 오려면 혈중 헤모글로빈 수치가 7g/㎗ 이하는 되어야 합니다. 하지만 이렇게까지 적혈구가 부족하면 어지럼증에 앞서 전신 위약감과 호흡곤란 등의 증상이 나타납니다. 그러니 부정확한 자가진단으로 철분제를 복용하다가 정작 치료 시기를 놓치거나, 철분 과다로 부작용만 겪지 말고 정확한 어지럼증의 원인을 찾는 것이 바람직합니다.

영양 결핍으로 오해하는 경우 : 기가 허해서 어지럽다?

빈혈과 마찬가지로 영양 결핍 역시 대개 어지럼증과는 아무런 상관이 없습니다. 환자들과 이야기를 나눠 보면 많은 분이 영양실조를 어지럼증의 대표적 원인으로 생각하고 있습니다. 하지만 지금은 영양 결핍의 시대를 지나 오히려 과잉인 시대를 살고 있습니다. 영양 과잉의 시대에 심각한 선행 질환이 없는 상황에서는 영양 부족이나 결핍이 어지럼증을 일으키는 주 원인인 경우는 거의 없습니다. 이런 상황에서 며칠 식사량이 줄었다고 어지럼증이 올 수 있을까요?

문제는 이런 분들이 기가 허하다며 한의원이나 건강원에서 약효가 검증되지도 않은 보약이나 보양식을 지어 복용하거나 섭취하면서 심혈관계 질환을 더욱 부추기는 경우가 많다는 것입니다. 이럴 경우, 기력을 보충하겠다는 행동이 도리어 원인질환을 키워 어지럼증을 악화시킬 수 있습니다. 다시 한 번 명심할 것은 절대 스스로 어지럼증의 원인을 판단하지 않는 것입니다.

특히 반복되거나 지속되는 어지럼증은 정확한 진단을 받아야 안전합니다. 현대인들은 오늘날 영양만큼이나 정보 과잉의 시대에 살고 있기 때문에 어설픈 자가진단이 도리어 문제를 키울 수 있습니다.

소화불량으로 오해하는 경우 : 체하면 어지럽다?

어지럼증의 원인에 관해 빈혈과 영양실조 다음으로 많은 오해가 소화불량입니다. 어지럼증이 발생했을 때 속이 메슥거리거나 소화가 안 되는 증상이 동반될 수 있는데, 종종 소화불량으로 인해 어지럼증이 생긴 게 아닌가 착각하는 것이죠.

"저는 체하면 어지럽던데요."

"명치가 뻐근하면서 소화가 안 되면 어지럽습니다."

어지러울 때 박카스에다 활명수나 소화제를 함께 섞어 드시는 분도 꽤 많습니다. 그런데 이런 생각은 전후 관계가 잘못되어 있습니다. 어지럼증을 유발하는 전정신경계와 위장관을 조절하는 자율신경계가 긴밀히 연결되어 있다 보니, 소화기에 아무런 문제가 없음에도 불구하고 어지럼증이 심해지면 위장관 증상들이 같이 생기면서 소화불량으로 인해 어지럼증이 발생한 것으로 오인하는 겁니다. 소화불량이나 구토는 어지럼증의 동반 증상일 뿐이지 원인은 아닙니다. 오심과 구토를 동반하는 어지럼증은 증상의 강도가 강하다는 의미이기 때문에 보다 정확한 원인 규명과 진단이 필요하다는 것을 말해 줍니다.

귀 문제로 오해하는 경우 : 달팽이관 어지럼증?

"어지러운 것은 귀 때문이다!"

어지럼증을 귀 문제로 보는 것은 일부는 맞고 일부는 틀립니다. 앞서 말한 것처럼, 어지럼증의 원인은 매우 다양하고 복잡하기 때문이죠. 환자들과 심지어 일부 의사들도 어지럼증이 매우 입체적인 질환이라는 사실을 간과하는 경우가 많습니다.

모든 어지럼증이 귀의 문제일까요? 그렇지 않습니다. 그렇다면 대부분의 어지럼증은 귀 문제일까요? 그것도 아닙니다. '급성 현훈증의 경우, 즉 갑자기 발생한 빙빙 도는 어지럼증은 귀로 인해 발생하는 경우가 흔하다'라고 하는 것이 정확한 표현입니다. 다시 말해 귀의 이상은 어지럼증의 다양한 원인 중 하나일 뿐입니다. 앞서 살펴보았듯이 어지럼증은 급성 현훈증만 있는 것이 아니라 만성적인, 혹은 재발하는, 그리고 중심을 못 잡는, 아니면 붕 뜬 것 같은 다양한 어지럼증이 존재합니다. 그리고 이런 어지럼증은 귀 문제에서 온 것이 아닌 경우가 더 많습니다. 그러므로 '어지럼증은 귀 문제다'라는 말은 어지럼증과 관련된 또 다른 오해입니다.

때로는 달팽이관이 잘못되면 어지럼증이 올 수 있다고 오해하기도 합니다. 아마 소용돌이 치는 것처럼 생긴 달팽이관의 모양 때문에 그런 착각을 하는 것 같습니다. 달팽이관은 속귀에서 청력을 담당하는 부위이기 때문에 어지럼증과는 직접적인 관계가 없습니다. 다만 일반인에게 전정기관이라는 용어가 어렵다 보니 대신 달팽이관이라고 말하는 습관이 붙은 게 아닐까 합니다. 물론 정확한 표현이 아닙니다.

"도대체 뭐가 이렇게 복잡하냐?" "벌써부터 어지럽다"라며 투덜대는 푸념이 들리는 것 같습니다. 그러나 우리는 갈 길이 멉니다. 어지럼증의 기원과 종류에 대해서 알아보았으니, 이제부터 본격적으로 어지럼증의 원인이 되는 질환에 대해서 하나씩 살펴보도록 하겠습니다. 이해를 돕도록 환자들의 사례를 같이 소개하니, 자신의 증상과 비교하면서 읽으면 좀더 이해가 쉬울 것입니다.

이것만은 꼭 기억해요

◆ 180만 년 전 출현한 호모 에렉투스는 두 발로 선 최초의 인류로 알려져 있다. 두 발로 서면서 자유로워진 손으로 도구를 만들고 불을 다루게 되면서 뇌가 급격하게 커져 단숨에 먹이사슬의 정점에 오르는 진화를 이루어 냈다. 그러나 직립보행은 '균형'이라는 매우 까다로운 문제를 유발했고, 인류는 어지럼증에 취약한 존재가 되었다.

◆ 균형이란 지지면 위에 몸의 무게중심을 안정적으로 유지하는 상태다. 적절한 균형을 유지하기 위해 감각계(전정, 시각, 체성감각), 뇌, 운동계(안구 운동, 근골격 운동)의 정밀한 조율이 필요하다. 이런 복잡한 기능에 문제가 생기면 균형을 유지하기가 어려워지고, 바로 이런 상태를 '어지럽다'라고 느낀다.

◆ 어지럼증은 진단명이 아니고 증상이다. 어지럽다는 말은 다양한 증상을 포함한다. 어지럼증은 증상별, 경과별, 원인별로 입체적으로 접근해야 정확하게 원인을 진단할 수 있다.

◆ 어지럼증은 빈혈이나 영양 부족으로 인해 발생하는 것이 아니다. 소화불량 때문에 생기는 것도 아니다. 또한 귀 문제는 어지럼증의 여러 원인들 중 일부에 불과하다.

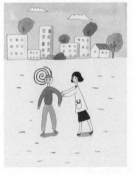

2부

나는 도대체
왜 어지러운 걸까?

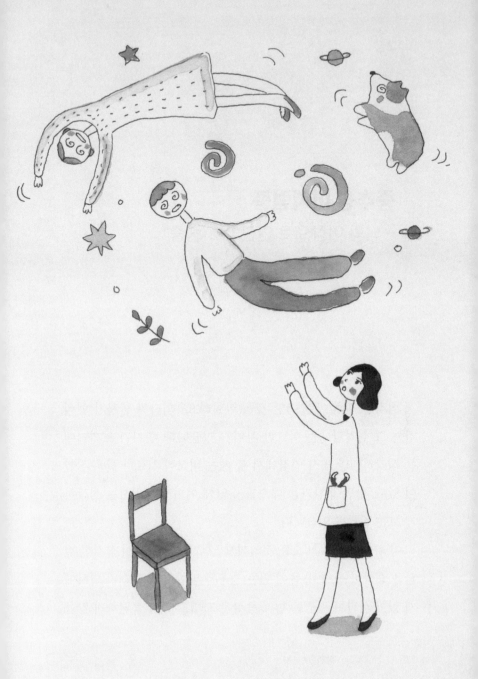

3장

중추성 어지럼증
– 뇌의 이상으로 인한 어지럼증

'심각한 질환'이란 어떤 것을 말할까요? 의사와 환자가 인식하는 그 심각함에는 미묘한 차이가 있습니다. 환자가 느끼기에는 심각하지만 의사 입장에서 볼 때는 비교적 치료가 쉬운 질환이 있고, 반면에 환자는 대수롭지 않게 여기지만 의사는 심각하게 보는 질환도 있습니다.

이 차이는 어디서 오는 것일까요? 환자들 입장에서 심각한 질환은 증상이 심해 내 몸이 힘든 경우를 말합니다. 그러나 의사에게 있어 심각한 질환은 현재 증상은 가볍고 그리 불편하지 않을 수도 있지만 그 원인질환이 중대한 경우를 말합니다.

예를 들어, 소화가 잘 안 되는 환자가 있습니다. 그는 요즘 스트레스가 심해서 그런가 보다 하며 지나칩니다. 그러다 건강검진을 통해 말기 위암을 진단받습니다. 또는 간간이 어지럽지만 요즘 피곤해서 그런가 보다 하고 예사로이 지나칩니다. 그러나 이 어지럼증이 뇌경색과 관련되어 있기도 합니다. 반대로 세상이 뒤집히는 것처럼 눈도 못 뜨게 어지럽고 구토가 나서 응급실에 실려 오지만 쉽게 완치되는 질환도 있습니다.

물론 환자가 심하게 불편한 질환, 의사가 심각하게 생각하는 질환 둘 다 중요합니다. 하지만 의사들은 환자가 증상을 이야기할 때, 혹시 심각한 질환은 아닌지 항상 염두에 두고 진찰을 합니다. 그래서 같은 내용을 묻고 또 묻는 거죠.

이 장에서는 뇌의 기질적 혹은 기능적 이상으로 발생하는 중추성 어지럼증에 대해 알아보고자 합니다.

어지럼증의 원인과 증상은 제각각이지만 정성껏 치료하면 거의 대부분의 어지럼증은 완치되거나 호전됩니다. 그러나 중추성 어지럼증의 일부 질환은 치명적이거나 심각한 후유증을 남기기도 하며 회복이 어렵기도 합니다. 그래서 어지럼증이 있을 때 심각한 질환이 원인인 중추성 어지럼증이 아닌지 늘 염두에 두고 접근해야 합니다.

뇌졸중과 어지럼증
- 생각지도 못했는데 알고 보니 뇌졸중

67세인 남성인 정우 씨는 10년째 고혈압과 고지혈증으로 치료받고 있었습니다. 정기적으로 병원을 다니며 관리를 잘하고 있었고, 올해 안에는 금연하겠다 결심하면서 노력하고 있었습니다. 그러던 어느 날, 갑자기 왼쪽 귀가 들리지 않는 돌발성 난청이 발생했고 동시에 주변이 빙빙 도는 어지럼증이 생겼습니다.

"갑자기 어지러워서 깜짝 놀랐습니다. 고혈압 때문인가 싶었죠."

그러나 어지럼증은 20분 정도 지나자 금세 사라졌고 청력도 회복이 되었습니다.

정우 씨는 귀에 뭔가 문제가 생긴 것이라고 여겼습니다. 하지만 증상이 다 회복되었기 때문에 요즘 좀 피곤해서 그랬겠거니 하고 넘겼습니다. 그렇게 일주일 정도 지난 뒤, 아집에 눈을 뜨니 다시 어지럼증이 찾아왔습니다. 이번에는 증세가 예사롭지 않았습니다. 먹은 게 없는데도 구토가 나고 마치 만취한 것처럼 걸을 수조차 없어 급히 119에 도움을 요청해 응급실로 후송되었습니다. 검사 결과 정우 씨의 어지럼증은 급성 뇌경색에 의한 것으로 진단되었습니다.

~~~~~~

중풍中風이라고도 불리는 뇌졸중stroke은 고혈압, 당뇨, 고지혈증처럼 심혈관계 질환을 앓고 있는 노년층에서 자주 발생하는 질환입니다.

인구의 노령화 현상이 지속되면서 뇌졸중 환자 수도 비례해서 많아지고 있습니다. 이를 감당하는 사회적 비용 역시 눈덩이처럼 불어나고 있죠. 뇌졸중은 국내 사망 원인 4위로 환자 수와 진료비가 매년 증가하는 추세입니다. 건강보험심사평가원에 따르면, 뇌졸중을 앓는 전체 환자 수는 2018년 62만여 명으로 4년 전과 비교해서 6만 7천 명이나 증가했습니다. 세계보건기구의 발표를 봐도 뇌졸중은 세계에서 두 번째로 중대한 사망 원인이며 심각한 후유증을 남겨 성인 장애의 중요한 원인이 되기도 합니다. 이처럼 뇌졸중은 개인의 관점에서도 엄청난 불행이고 사회의 관점에서도 막대한 부담이 있는 병입니다.

일반적으로 '뇌졸중' 하면 반신마비를 먼저 떠올리게 됩니다. 갑자기 팔다리에 마비가 오면 금세 회복된다 해도 누구나 '혹시 뇌졸중 아닌가?' 하고 긴장하게 됩니다. 하지만 어지럼증이 주

증상이라면 정우 씨처럼 뇌졸중은 생각지도 못하다가 상황이 악화된 후에야 뇌졸중 진단을 받기도 합니다.

바로 이런 부분이 중추성 어지럼증의 무서운 측면입니다. 특히 급성고립어지럼acute isolated vertigo으로 발생하는 뇌졸중은 어지럼증이 유일한 증상으로, 원인질환을 제때 감별해 내기가 어렵습니다. 따라서 정우 씨처럼 기저질환이 있는 경우 갑자기 어지럼증이 발생했다면, 뇌졸중의 가능성을 항상 열어 두어야 합니다.

뇌졸중의 정의

1장에서 살펴본 대로 인간은 다른 동물에 비해 상대적으로 뇌가 매우 큽니다. 그리고 인간의 큰 뇌는 그 기능을 유지하기 위해 엄청난 양의 혈액을 필요로 합니다. 인간의 뇌는 전체 몸무게의 2%에 불과하지만, 심박출량(심장에서 1분 동안 내보내는 혈액의 양)의 20%에 해당하는 막대한 양의 혈액이 흐릅니다. 이렇게 많은 양의 혈액을 공급받기 위해 뇌에는 아주 촘촘한 혈관망이 형성되어 있습니다.

뇌졸중이란 바로 이 뇌혈관의 이상으로 인해 갑자기 발생한 뇌 기능장애가 24시간 이상 지속되거나 그전에 사망에 이르는 질환입니다. 즉 뇌혈관의 이상으로 인해 뇌의 혈액 공급에 문제가 생기고 그로 인해 해당 뇌 부위의 기능에 장애가 발생하는 질환입니다.

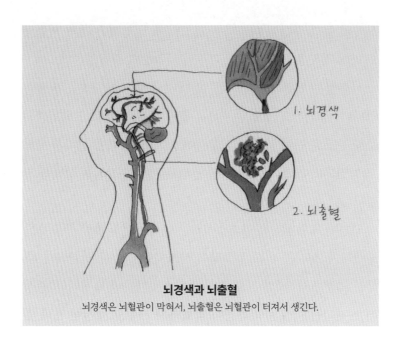

뇌경색과 뇌출혈
뇌경색은 뇌혈관이 막혀서, 뇌출혈은 뇌혈관이 터져서 생긴다.

뇌졸중은 발생 원인에 따라 크게 세 종류가 있습니다.

- 뇌경색: 허혈성 뇌졸중ischemic stroke
- 뇌출혈: 출혈성 뇌졸중hemorrhagic stroke
- 일과성 허혈발작: 미니 뇌졸중transient ischemic attack

허혈성 뇌졸중, 즉 뇌경색은 좁아진 뇌혈관이 혈전으로 인해 막히거나, 심장에서 떨어져 나온 색전emboli이 뇌혈관을 막아서 발생하는 뇌졸중입니다. 뇌신경조직은 혈액이 제대로 공급되지 않으면 5분 후부터 손상이 시작되고, 한 번 손상되면 재생되지 않는 매우 예민한 조직입니다. 결국 손상된 뇌조직으로 인해 반신마비 등의 증상이 나타나는 것입니다. 뇌경색은 전체 뇌졸중의 80% 정도를 차지할 정도로 주된 뇌졸중의 형태입니다.

뇌출혈은 혈관의 약한 부분이 터져 출혈이 발생하는 뇌졸중입니다. 장기간의 고혈압, 당뇨, 흡연 혹은 선천적인 뇌혈관의 문제 등으로 인해 약해진 뇌혈관이 더 이상 압력을 견디지 못하고 파열되어 피가 새어 나와 해당 뇌 부분이 손상되는 상태를 말합니다.

일과성 허혈발작은 일과성이라는 이름처럼 뇌졸중 증상이 발생했다가 24시간 이내에 증상이 사라지는 경우를 말합니다. 대부분 10분에서 1시간 정도 증상이 지속되다가 회복됩니다. 증상이 호전되는 이유는 뇌혈관이 막혔다가 저절로 혈전이 녹아 없어지기 때문입니다. 그렇다면 일과성 허혈발작은 다 괜찮은 걸까요?

앞서 정우 씨의 사례에서도 알 수 있듯이 일과성 허혈발작은 뇌졸중의 전조 증상입니다. 허혈발작이 있고 90일 이내 특히 2주 이내에 뇌졸중으로 진행하는 경우가 전체 환자의 20%가량 됩니다. 허혈발작을 '미니 뇌졸중'이라고 부르는 이유가 여기에 있습니다.

뇌졸중의 증상

뇌졸중의 증상에는 어떤 것들이 있을까요? '반신마비'가 가장 먼저 떠오르실 겁니다. 물론 반신마비는 뇌졸중의 대표적인 증상이지만 마비가 전혀 없는 뇌졸중도 많습니다. 뇌졸중은 손상된 뇌의 위치와 크기에 따라서 그 양상이 매우 다양합니다.

뇌출혈의 경우는 마비나 언어장애처럼 대부분 증상이 뚜렷합니다. 그러나 뇌경색이나 일과성 허혈발작은 뇌혈관에 이상이 발생했지만 크기가 작거나 손상된 위치에 따라 증상이 미미하거나 아예 증상을 느끼지 못하는 경우도 있습니다. 게다가 환자가 자신의 증상에 예민하지 않거나 평소 건강에 신경을 쓰지 않는다면 더욱 아무렇지 않게 넘어갈 수 있죠. 심지어 다른 문제 때문에 MRI 검사를 받다가 과거 뇌경색을 앓았던 흔적이 발견되기도 합니다. '무증상이면 다행 아닌가?'라고 할지 모르지만 뇌 손상의 관점에서는 뇌졸중과 같으며 이후 재발의 관점에서는 더욱 위험할 수 있습니다.

그러나 뇌졸중은 많은 경우 자각할 수 있는 증상으로 나타납니다. 대표적인 증상이 반신마비와 안면마비입니다. 갑자기 한쪽 팔다리에 힘이 빠지고 마비가 오거나 안면이 한쪽으로 일그러져 특정 표정을 지을 수 없게 됩니다. 또는 마비는 없는데 한쪽 감각이 무뎌지거나 저리는 등의 감각장애가 나타날 수 있습니다.

언어장애나 구음장애가 생기기도 하는데 의미 있는 단어를 말하지 못하거나 남이 하는 이야기를 이해하지 못하는 증상, 언어를 이해하고 말할 수는 있지만 발음이 어눌해지고 혀가 둔해지는 증상이 여기에 해당합니다.

때로는 갑작스럽게 사물이 둘로 보이는 복시나, 한쪽 눈이 안 보이거나 흐려지는 시야장애 등 시력과 관련된 증상이 발생할 수 있습니다. 극심한 두통도 발생할 수 있는데, 출혈성 뇌졸중과 관련 있는 경우가 흔합니다. 이 외에도 의식 저하, 기억력 저하, 방향감각 상실 등이 발생할 수 있습니다. 그리고 이 책의 주제인 어지럼증 역시 매우 대표적인 뇌졸중 증상입니다.

이처럼 뇌졸중은 발생 위치에 따라 다양한 증상이 여러 조합으로 나타날 수 있습니다. 그리고 뇌졸중 증상의 중요한 특징은 이런 증상이 매우 '갑자기' 발생한다는 것입니다.

예를 들어, 아무리 반신마비라 해도 3~4개월에 걸쳐 서서히 나빠지는 경우는 뇌 질환을 의심할 수는 있으나 뇌졸중에 의한 증상일 가능성은 매우 떨어집니다.

뇌졸중과 어지럼증

앞서 1장에서 뇌의 역할에 대해 살펴본 바와 같이 뇌는 우리 몸의 균형을 유지하는 데 핵심 역할을 합니다. 따라서 뇌혈관의 이상으로 균형 기능에 문제가 생기면 당연히 어지러워집니다.

균형을 유지하는 데 중요한 역할을 하는 뇌 부위는 뇌줄기와 소뇌입니다.

뇌줄기와 소뇌는 뇌혈관 중에서 척추기저동맥vertebrobasilar

artery이 담당하는데 이 혈관의 이상으로 인한 뇌졸중은 전체의 20~30%가량을 차지합니다. 어지럼증은 척추기저동맥 뇌졸중의 가장 흔한 증상입니다.

척추기저동맥 이상으로 인한 뇌졸중은 부위에 따라 어지럼증만 나타날 수도 있고 반신마비 혹은 사지마비, 복시, 시야장애, 의식장애, 청력장애 등의 신경학적 증상과 함께 발생할 수도 있습니다. 다른 증상 없이 어지럼증만 있으면 급성고립어지럼이라고 합니다. 최근 연구들은 급성고립어지럼 환자 중에서 척추기저동맥의 뇌졸중으로 진단되는 비율이 상당하다는 것을 증명하고 있습니다. 국소 신경학적 증상이 없어 뇌졸중인지도 모르

뇌졸중을 의심해야 하는 어지럼증

1. 반신마비, 반신 감각장애, 구음장애, 복시, 시야장애, 언어장애 등을 동반하는 어지럼증

2. 고혈압, 당뇨, 고지혈증, 흡연, 심장 질환 등이 있는 상태에서 발생하는 어지럼증

3. 고령의 환자에게 갑자기 발생하거나 반복되는 어지럼증

4. 심한 두통과 함께 발생하는 어지럼증

5. 걸을 수 없을 정도의 심한 자세 불안이 동반되는 어지럼증

6. 48시간 이상 호전 없이 지속되는 어지럼증

고 넘어가는 경우도 있습니다. 그러므로 다른 신경학적 증상이 없어도 뇌졸중의 위험 요인이 있다면 주의가 필요합니다.

반면 속귀와 관련된 말초전정계의 어지럼증은 국소 신경 증상은 없으며 어지럼증만 발생할 수도 있고 청력 감소, 이명, 귀 먹먹함 등이 동반될 수 있습니다. 그러나 앞서 정우 씨처럼 난청 증상이 있어도 뇌졸중의 가능성을 완전히 배제할 수 없으니 주의해야 합니다.

뇌졸중은 심각한 후유증을 남기기도 합니다. 특히 뇌줄기와 소뇌에서 발생한 뇌졸중은 다른 부위에서 발생한 뇌졸중보다 훨씬 심각한 후유 장애를 일으킬 수 있습니다. 대뇌에 비해 뇌줄기와 소뇌에는 신경세포가 많이 밀집되어 있고 호흡 중추, 심혈관 중추처럼 생명을 유지하는 데 핵심적인 구조물이 위치하기 때문입니다. 그래서 뇌줄기나 소뇌 뇌졸중은 수두증과 뇌압 상승, 뇌줄기 압박 등에 의해서 환자를 사망에 이르게 할 수도 있습니다. 이렇게 어지럼증은 뇌졸중을 진단하는 데 중요한 전조 증상이 됩니다. 어지럼증이 발생한 초기에 뇌졸중의 여부를 제대로 진단하고 치료하면 심각한 뇌졸중으로 진행하는 것을 충분히 막을 수 있습니다. 그러므로 어지럼증을 간과하지 말고 세심하게 관찰하면서 전문가의 조언을 구해야 합니다.

뇌졸중의 진단과 치료

골든타임golden time은 어떤 상황이나 질병이 발생했을 때 환자의 생사를 가르는 결정적 치료를 할 수 있는 시간을 뜻합니다. 뇌졸중에서 이 골든타임은 매우 중요합니다. 뇌세포에 혈액 공급이 정지된 이후 5분 이내로 뇌 손상이 시작되기 때문에 뇌졸중의 골든타임은 아무리 길게 잡아도 3~4시간입니다. 이 시간 안에 뇌졸중 여부를 진단하고 치료해야 뇌 손상을 최소화할 수 있습니다.

말이 3~4시간이지 진찰, 검사, 치료까지 하려면 증상 발생 후 1시간 내에는 병원에 도착해야 한다는 뜻입니다. 이렇게 적절한 시간 내에 병원에 오는 환자들은 안타깝게도 많지 않습니다. 그래도 요즘은 많은 정보를 통해 뇌졸중이 발생했을 때는 골든타임 안에 응급실로 가야 한다고 알려져 있어 다행입니다. 뇌졸중이 의심될 때 빨리 병원으로 가려면 119의 도움을 받는 것이 가장 좋습니다.

이렇게 병원에 도착하면 진찰과 뇌 촬영 검사를 하게 됩니다. 뇌 전산화단층촬영CT 혹은 뇌 자기공명촬영MRI을 통해서 뇌의 상태에 대한 정보를 얻을 수 있습니다. 그런데 어지럼증으로 나타나는 뇌줄기나 소뇌의 뇌경색은 CT에서는 확인되지 않을 수도 있습니다. CT보다 정밀도가 높은 MRI에서도 초기에는 확인되지 않는 경우가 20%나 된다는 보고도 있습니다. 그러므로 응급실에서 촬영한 MRI 결과가 정상이어도 이후 증상을 면밀하게 관찰해야 합니다.

정우 씨의 경우 MRI 검사 결과는 좌측 뇌줄기의 급성 뇌경색이었습니다. 정확하게는 좌측 전하소뇌동맥Anterior Inferior Cerebellar Artery, AICA 뇌경색입니다. 뇌줄기와 소뇌에는 다양한 뇌경색이 발생할 수 있는데 특히 전하소뇌동맥 뇌경색은 돌발성 난청과 어지럼증만 발생하는 경우도 흔해서 귀 문제로 오인하고 진단이 늦어지기도 합니다.

정우 씨는 초반에 일과성 허혈발작에 해당되는 증상은 놓쳤지만 다행히 본격적인 증상이 발생했을 때 응급실에 도착해 적절한 처치와 치료를 받았습니다. 이후 정우 씨는 급성기 치료를 무사히 마치고 2차 재발을 막기 위해 항혈소판제를 복용하기 시

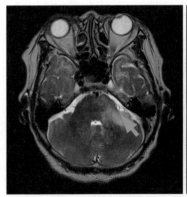 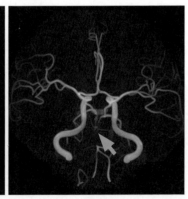

급성 좌측 전하소뇌동맥 뇌경색   기저동맥 협착

작했습니다. 뇌졸중은 나이가 들수록 재발 위험이 증가하기 때문에 2차 발생을 예방하기 위한 적절한 치료가 필요합니다.

　물론 정우 씨는 그전보다 더 세심하게 혈압, 고지혈증을 관리하고 항혈소판제를 꾸준히 복용하고 있습니다. 담배도 끊었습니다. 현재 약간의 난청은 있지만 적극적인 재활치료를 통해 어지럼증과 균형장애는 해결했습니다.

편두통과 어지럼증
- 두통과 어지럼증에 민감한 뇌

상담원으로 일하는 35세 여성인 지우 씨는 반복되는 두통과 어지럼증을 견디다 못해 병원에 찾아왔습니다. 두통은 고등학생 때부터 시작된 고질병이었습니다. 처음엔 생리 관련 증상이나 학업 스트레스로 인한 두통이라고 여겨 진통제를 먹으며 버텼습니다. 그러나 좀처럼 두통이 사라지지 않았습니다. 평소 남들보다 멀미를 심하게 하는 편이고, 놀이기구를 타면 어지럼증이 너무 심해 구토까지 한 뒤로는 다시 놀이공원에 갈 엄두도 못 냈다고 합니다. 시간이 지날수록 편두통과 어지럼증이 점점 자주 생기면서 그녀의 일상에까지 영향을 미치기 시작했습니다. 두통은 다양한 강도로 반복되었습니다. 은근히 아플 때도 있고 심할 때도 있었습니다. 두통이 심하면 소화가 안 되고 메슥거리기도 했습니다. 20

대 후반부터는 어지럼증이 더욱 자주 생겼습니다. 두통과 같이 올 때도 있고 어지럼증만 올 때도 있었습니다. 두통은 진통제를 먹으며 견딜 수 있었지만, 어지럼증은 도대체 어떻게 해 볼 도리가 없어 직장에 결근하는 날도 생겼습니다.

알고 보니 지우 씨의 어머니와 언니에게도 비슷한 증상이 있었습니다. 지우 씨는 어지럼증 때문에 너무 우울하다며, 제발 어지럼증을 고쳐 달라고 하소연했습니다.

두통은 어지럼증만큼이나 흔한 증상입니다. 아마 누구나 한 번쯤 몸과 마음이 힘들 때 머리가 멍해지는 두통이나 혹은 음주 이후의 띵한 두통을 경험해 보았을 것입니다. 편두통은 매우 흔한 질환입니다. 여성의 11~15%, 남성의 4~6% 정도가 편두통을 경험하니까요. 게다가 30~49세 여성이 더 높은 유병률을 보이는데 생리와 출산, 폐경기에는 유병률이 25~30%까지 올라간다고 알려져 있습니다.

과거부터 의사들은 편두통 환자가 다른 질환의 환자보다 어지럼증을 더 자주 심하게 호소한다는 사실을 알고 있었습니다. 어지럼증을 호소하는 환자들 중에 편두통이 있는 경우가 많으며, 반대로 편두통 환자가 비슷한 대조군에 비해 어지럼증을 호소하는 경우가 더욱 흔하죠. 물론 어지럼증도 평생 유병률이 30% 이상으로 매우 흔한 증상이기 때문에 편두통과 어지럼증을 동시에 가지고 있는 사람이 많을 수밖에 없습니다.

그러나 최근 연구들에 의하면 편두통과 어지럼증을 모두 호소하는 환자들의 빈도는 우연히 두 가지 증상을 가지고 있을 확률을 훨씬 웃돈다는 사실을 알 수 있습니다. 즉 편두통을 가지고 있는 환자가 그렇지 않은 경우보다 어지럼증이 더 많으며, 이 어지럼증은 편두통과 관련되어 발생한다는 것입니다.

편두통의 정의

머리 한쪽이 아픈 경우만을 편두통偏頭痛이라고 생각하는 분들이 의외로 많습니다. 이름부터가 편두통(한쪽 머리 통증)이니 그럴 만도 합니다. 하지만 이는 잘못된 상식입니다. 오히려 편두통은 한쪽만 아픈 경우보다는 머리 양쪽이 아픈 양측성 두통, 뒷머리만 아픈 두통이 더 흔합니다. 또 두통이 여러 양상으로 혼재되어서 나타나기도 하고, 아픈 부위가 옮겨 다닐 수도 있습니다. 영어 단어에서도 알 수 있듯이, 편두통migraine은 통증이 뇌의 이곳저곳을 '옮겨 다닌다migrate'는 뜻에서 지어진 이름입니다. 우리나라 말로는 '한쪽 머리 두통'이지만 영어에서 '옮겨 다니는 두통'이라고 부르는 것은 편두통의 증상이 매우 다양하기 때문입니다. 사실 한쪽 머리만 아픈 환자들 중에는 편두통이 아니라 긴장성 두통이거나 원발찌름두통인 경우가 많습니다.

편두통으로 인한 두통은 환자마다 다양한 방식으로 표현되지만 편두통만의 특징이 있습니다. 한쪽 머리에, 혹은 전체적으로 발생하는 두통이 맥박 치는 듯한 박동성으로 나타납니다. 이를 환자들은 보통 '욱신욱신, 뽀개질 듯한, 터질 듯한 두통'으로 표현합니다. 하지만 어떤 경우는 두통의 강도가 다양하게 나타나고 '눈이 빠질 듯이 아프다' '귀가 먹먹하다'라는 식으로 비전형적인 증상을 호소하기도 합니다. 편두통성 두통은 치료하지 않으면 몇 시간 이상 지속되면서 호전과 재발을 반복합니다. 편두통은 두통뿐 아니라 다양한 증상을 동반하기도 합니다. 편두통이 있을 때는 외부 자극에 대한 감각이 예민해져서 빛과 소리, 냄새에도 민감해집니다. 또한 위장장애가 생기기도 해 체한 느낌이나 메슥거림, 구토가 동반되기도 합니다. 이런 증상들은 움직이면 더 심해지기 때문에 편두통이 생기면 방안에 꼼짝하지 않고 누워 있게 됩니다.

편두통은 MRI, CT 같은 영상검사나 혈액검사로 나타나는 질환이 아니기 때문에 편두통을 좀 더 정확하게 진단하기 하기 위해서 여러 전문가가 모여 진단 기준을 마련하고 있습니다. 2013년 「국제두통질환분류 제3판 베타버전^{ICHD-3β}」은 최신 편두통의 진단 기준을 제시하는데, 편두통을 여러 가지 아형^{subtypes}으로 분류하고 있습니다.

그중 가장 대표적인 아형이 전조를 동반하는 편두통^{migraine with aura}입니다. 조짐편두통이라고도 합니다. 조짐 혹은 전조는 본격적인 두통이 발생하기 전에 나타나는 신경학적 증상을 말합니다. 시야장애가 가장 흔한데, 눈앞이 갑자기 흐릿해지거나 지그재그 패턴으로 찌그러져 보이거나 번쩍거리는 점이 보이기도 하고 암점이 생기기도 합니다. 그래서 눈에 문제가 생긴 줄 알고 안과 진료를 받기도 합니다. 시야장애 외에도 얼굴이나 팔다리의 감각 이상, 경미한 마비, 복시, 구음장애 등의 증상을 보이기도 합니다. 이런 증상이 보통은 5분에서 1시간 이내로 지속되다가 사라집니다. 전조가 사라지면서 본격적인 두통이 시작되는 것이 보통입니다. 그런데 이런 증상이 생기면 환자는 무척 공포스럽습니다. 뇌졸중의 전조 증상과도 매우 비슷하기 때문입니다. 모든 편두통의 아형에서 조짐이 나타나는 것은 아니며 전체 환자의 20% 정도에서 조짐편두통의 양상을 보입니다. 또한 조짐편두통 환자의 경우도 매번 조짐이 나타나는 것은 아니어서 다양한 증상을 호소할 수 있습니다.

편두통과 어지럼증

편두통 환자의 40~60%가 어지럼증을 호소합니다. 편두통성 두통과 어지럼증이 같이 있을 때 환자가 호소하는 어지럼증의 대부분은 편두통과 직간접적으로 연결되어 있습니다. 예를 들면, 편두통을 앓는 환자는 4장에서 다룰 메니에르병과 양성돌발두위현훈(이석증)의 빈도가 더 높다고 알려져 있습니다. 또한 5장에서 다룰 멀미, 기립성 어지럼증의 빈도도 더 높게 나타납니다. 그뿐만 아니라 편두통 치료를 위해 사용하는 약제로 어지럼증이 생길 수 있습니다. 바로 이런 경우가 간접적으로 편두통과 관련된 어지럼증입니다. 반면 직접적으로 어지럼증과 관련된

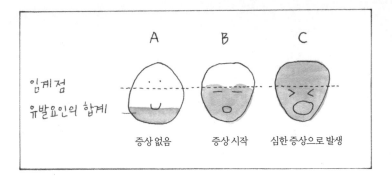

A   B   C

임계점
유발요인의 합계

증상 없음   증상 시작   심한 증상으로 발생

편두통을 전정편두통vestibular migraine이라고 합니다.

어지럼증으로 인해 병원에 내원하는 환자의 대략 20~30%가 전정편두통으로 재발성 어지럼증의 흔한 원인 중 하나입니다. 정확한 통계는 나오지 않았지만 우리나라 성인 전정편두통 환자는 수십만 명에 달하는 것으로 추산됩니다. 전정편두통이 단순 편두통보다 더 힘든 이유는, 앞서 지우 씨처럼 두통은 진통제를 먹으면서 버티고 견디지만 반복적으로 발생하는 어지럼증은 일상생활 자체를 할 수 없게 만들기 때문입니다.

그렇다면 전정편두통은 왜 생기는 걸까요? 전정편두통은 편두통의 한 아형입니다. 편두통은 매우 다양하고 복잡한 병태생리학적 원인이 있습니다. 가장 간단하게 설명한다면 편두통 성향이 있는 환자들은 유전적으로 민감한 뇌를 가지고 있기 때문입니다. '민감한 뇌'를 가지고 있다는 것은 같은 외부 자극에도 두통이나 어지럼증을 유발하는 성향이 강하다는 뜻입니다. 즉 일반적인 사람은 잠을 못 자고 피곤해도 두통으로 고생하지 않

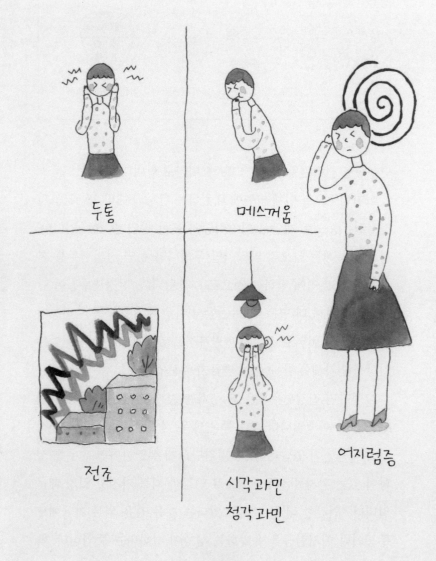

두통

메스꺼움

전조

시각과민
청각과민

어지럼증

전정편두통의 증상

지만 편두통 환자들은 민감한 뇌가 이런 유발인자에 강하게 반응해 두통과 어지럼증을 일으킵니다.

그렇다면 편두통 환자들은 왜 '민감한 뇌'를 가지게 된 걸까요? 대개 유전적 요인을 꼽습니다. 연구에 의하면 편두통 환자의 40~90%가 가족력이 있습니다. 특히 외할머니, 엄마, 딸로 이어지는 모계 유전이 2~3배 정도 많은 것으로 보고되고 있습니다. 결국 유전적으로 민감한 뇌를 가지고 있는 상태에서 여러 환경적인 유발 요인이 가해지면 증상이 나타나게 됩니다. 그 대표적인 증상이 두통과 어지럼증입니다.

전정편두통 환자들은 어지럼증을 두통과 함께 겪기도 하고 따로 겪기도 합니다. 전정편두통 환자의 대부분은 과거에 혹은 현재에 재발성 편두통을 앓은 적이 있습니다. 많은 경우 편두통이 어지럼증보다 먼저 발병합니다. 편두통을 8~10년 정도 앓고 나서 어지럼증이 뚜렷해지는 경향이 있습니다.

전정편두통 환자가 겪는 어지럼증 증상은 매우 다양합니다. 주변이 도는 자발성 현훈증, 자세를 바꾸면 생기는 체위성 현훈증, 머리를 움직이면 생기는 어지럼증, 걸을 때 발생하는 자세 불안, 어찔어찔한 느낌 등이 나타날 수 있습니다. 또한 이런 다양한 어지럼증이 짧게는 수 초에서 수일 지속되기도 합니다. 무엇보다 한 환자에게서도 이런 양상이 매번 다르게 나타날 수 있습니다.

또한 편두통 환자는 다른 요인으로도 어지럼증이 발생할 수 있어 증상이 더욱 복잡해집니다. 따라서 단순히 두통과 함께 어지럼증을 호소한다고 모두 전정편두통은 아닙니다. 표에서 볼 수 있듯이 여러 원인이 복잡하고 다양하게 연관되어 있습니다.

특히 메니에르병은 전정편두통과 겹치는 부분이 많아 초기에는 두 질환을 감별하기가 어렵습니다. 전정편두통과 메니에르병 둘 다 반복적인 어지럼증과 청력 관련 증상이 있습니다. 전정편두통은 두통과 어지럼증 외에도 청력 감소나 이명, 귀 먹먹함 등이 동반될 수 있고 메니에르병을 가진 환자들은 대조군과 비교할 때 편두통이 있는 경우가 매우 높습니다. 실제로 병원을 찾는 환자 중에서 전정편두통과 메니에르병을 모두 앓고 있는 경우도 있어 진단에 혼선이 오기도 합니다.

편두통과 관련된 어지럼증

1. 전정편두통

2. 메니에르병

3. 양성돌발두위현훈(이석증)

4. 기립성 어지럼증

5. 멀미

6. 심인성 어지럼증

7. 약물 유발성 어지럼증

이 둘을 어떻게 감별할 수 있을까요? 가장 중요한 감별점은 청력 관련 증상입니다. 전정편두통은 청력 증상이 있더라도 경

미하고 영구적 청력 소실로 가는 사례가 메니에르병에 비해서 드뭅니다. 따라서 환자의 청력 저하가 뚜렷하다면 전정편두통보다는 메니에르병을 더 의심해야 합니다.

전정편두통의 치료

지우 씨의 사례처럼 유전적으로 민감한 뇌를 가지고 있다고 해서 항상 두통이나 어지럼증이 있는 것은 아닙니다. 실제로 지우 씨처럼 몇 주 몇 달 아무 증상 없이 잘 지낼 때도 있습니다. 문제는 민감한 뇌를 가지고 있는 상태에서 환경적인 유발 요인이 어떻게 얼마나 작용하느냐 입니다. 이에 따라 증상이 심할 수도 있고 경미할 수도, 전혀 없을 수도 있습니다.

전정편두통 치료에서 가장 중요한 것은 내가 어떤 상황에서 어지러운지 잘 파악하는 것입니다. 대표적인 유발 요인은 불규칙한 수면, 술, 카페인, 스트레스, 특정 음식(7장 참조), 부적절한 약물 사용 등입니다. 유발 요인을 조절하는 것만으로도 증상을 크게 호전시킬 수 있습니다. 사실 가장 좋은 치료는 약을 써서 증상을 호전시키는 것보다 유발 요인을 잘 파악해서 증상이 생기지 않도록 하는 것입니다. 그래서 저는 전정편두통 환자들에게 두통 일기를 자세하게 쓰라고 권합니다. 두통 일기는 자신의 증상과 유발 요인을 파악하는 데 많은 도움이 됩니다.

증상이 생기면 우선 자극이 적은 조용하고 어두운 방에서 쉬는 것이 좋습니다. 외부 자극에 극도로 민감해져 있기 때문에 빛, 소리, 냄새 등이 없는 곳이 좋습니다. 급성기 통증을 조절하는 약물을 적절하게 복용하는 것도 도움이 될 수 있습니다.

일부 증상이 자주 혹은 심하게 생기는 환자라면 이미 발생한 증상을 조절하는 것으로는 충분하지 못할 수도 있습니다. 이런 경우는 예방 치료 요법이 필요합니다. 단순히 진통제를 쓰는 것이 아니라 유발 자극에 민감하게 반응하는 뇌를 정상으로 회복시키기 위한 약물을 4~12개월 정도 꾸준히 복용하는 것입니다. 그런데 약물로도 호전되지 않는 경우, 두통을 일으키는 데 관여하는 근육에 주사하는 보툴리눔 톡신Botulium toxin 주사나 편두통을 일으키는 신경전달 물질인 CGRP를 표적으로 하는 항CGRP단클론항체anti CGRP monoclonal antibody 주사 같은 최신 치료도 시도하는데 난치성 편두통에 좋은 효과를 보고 있습니다.

지우 씨의 경우 두통 일기를 꼼꼼하게 쓰면서 자신이 커피를 많이 마신다는 것을 알게 되었습니다. 또 짜장면을 좋아해 일주일에 한 번 정도는 중국 음식을 먹었던 것도 유발 요인이었다는 것을 알아냈습니다. 음식과 카페인을 조절하고 전정편두통 예방 약물치료를 3개월간 받은 후에는 두통과 어지럼증의 횟수가 현저히 줄었고 간혹 발생하는 증상도 잘 조절할 수 있게 되었습니다.

심한 두통과 어지럼증이 반복되어 병원을 찾는 전정편두통 환자들은 혹시 머릿속에 무슨 큰 문제가 생긴 건 아닌가 하면서 진료실에 들어옵니다. 하지만 전정편두통은 정확하게 진단하고 적절하게 치료하면 얼마든지 호전되어 평화로운 일상으로 돌아갈 수 있습니다. 그러니 너무 걱정하지 마십시오.

파킨슨병과 어지럼증
- 나비처럼 날아 벌처럼 쏘던 알리를 무너뜨린 균형장애

신경과 전문의가 되어 본격적으로 진료를 시작했을 때 이런 의문이 들었습니다.

'신경과 환자들은 왜 하나같이 어지럽다고 하는 걸까?'

각종 의학 교과서와 논문으로 무장하고 환자들을 만났는데 환자들은 의학 교과서에 나와 있는 순서대로 증상을 말해 주지 않았습니다. 오히려 자신이 어떤 불편함을 느끼는지 집중해서 이야기했고 신경계통 질환을 앓는 환자들은 열이면 열 모두 어지럼증을 호소했습니다.

초보 의사의 궁금증은 많은 환자의 이야기를 들으면서 비로

소 풀렸습니다. 신경계 질환을 앓는 환자들은 여러 다양한 이유로 균형을 잡는 데 어려움을 느끼고 이 불편함을 '어지럽다'라고 말하는 것이었습니다. '어지럽다'는 환자들의 호소는 제각각이었지만, 정상적인 생활을 방해하는 큰 장애물인 것은 분명해 보였습니다.

뇌신경계 질환으로 생기는 어지럼증은 빙빙 도는 현훈증 같은 급성 어지럼증도 있지만, 지속되는 비특이적 어지럼증이나 보행실조증의 형태가 많습니다. 파킨슨병은 이 비특이적 어지럼증이 나타나는 대표적인 신경계 질환입니다.

권투를 잘 모르는 사람도 '무하마드 알리'는 알 것입니다. 그는 위대한 복서였으나 1981년에 은퇴한 이후 파킨슨병으로 투병하며 힘든 시기를 보냅니다. 사각의 링 안에서 호령하던 천하의 그도 병으로 인해 급격히 무너지는 자신을 감당할 수 없었습니다. 제대로 걷기도 힘들고 중심을 잡을 수도 없었으니까요. 알리가 파킨슨병에 걸린 이유가 오랜 선수 생활 동안 강한 펀치로 인해 누적된 뇌 손상인지는 명확하지 않지만, 파킨슨병이 그를 걷기조차 힘들게 만든 것은 확실합니다. 나비처럼 날아 벌처럼 펀치를 쏘아 날렵하게 상대를 제압하던 최고의 복서를 무너뜨린 파킨슨병은 어떤 질환일까요?

파킨슨병의 정의와 증상

파킨슨병Parkinson's disease은 1817년 영국인 의사였던 제임스 파킨슨James Parkinson이 전형적인 환자들의 사례를 논문으로 발표하면서 현대적인 의미의 개념이 정리되었고, 그의 이름을 기려 '파킨슨병'이라고 부르게 되었습니다. 파킨슨병으로 불린 것은 200년밖에 되지 않았지만 이 병의 역사는 꽤 오래되었습니다. 이집트의 파피루스나 인도의 아유르베다, 성경, 로마의 의사였던 갈렌의 서신 등 여러 고대 문헌에서 파킨슨병과 유사한 증상들이 기록되어 있습니다. 이를 보아 수천 년 전부터 인류는 파킨슨병을 앓아 왔던 것 같습니다.

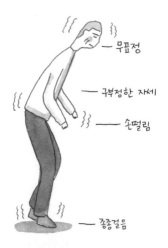

무표정

구부정한 자세

손떨림

종종걸음

파킨슨병의 증상

파킨슨병은 그 특이한 증상으로도 유명합니다. 행동이 눈에 띄게 느려지는 서동증徐動症, bradykinesia, 가만히 있어도 손과 발이 떨리는 안정 떨림resting tremor, 근육이 뻣뻣해져 몸이 굳는 듯한 느낌의 경직rigidigy 등 증상도 다양합니다.

그중에서도 가장 눈에 띄는 증상은 떨림입니다. 손이나 머리를 떠는 진전증은 여러 다양한 신경계 질환에서 발생합니다. 일반적인 수전증이 수저질을 할 때나 글씨를 쓸 때처럼 무엇을 하려고 할 때 심해지는 반면 파킨슨병으로 인한 수전증은 가만히 있을 때 떨림이 심해집니다. 이를 안정 떨림이라고 합니다. 가장 눈에 띄는 증상이 떨림이라면, 환자들이 가장 불편해하는 증상은 서동증입니다. 운동기능을 조절하는 능력이 떨어지면서 마음대로 몸을 움직이지 못합니다. 행동이 느려지고 얼굴에 표정이 없어지고 목소리가 작아지면서 말이 어눌해집니다.

또한 전신 근육이 뻣뻣해지면서 보행 능력이 현저히 떨어지는데, 자세가 앞으로 구부정해지고 보폭이 줄어들어 종종걸음을 걸으며 중심을 잡지 못하고 앞으로 자주 넘어지게 됩니다. 이런 운동기능의 저하와 함께 수면장애, 자율신경장애, 인지기능장애들도 수반되어 점차 일상생활이 어려워집니다.

파킨슨병과 어지럼증

그렇다면 파킨슨병 환자들은 왜 어지러운 걸까요? "파킨슨병 때문에 어지럽지! 그 병이 원래 그래요." 물론 그 말도 맞습니다. 하지만 파킨슨병 환자들의 어지럼증과 균형장애는 그렇게 단순하지 않습니다.

첫째, 파킨슨병으로 인한 자세 불안정 및 보행장애가 유발하는 어지럼증과 균형장애가 있습니다. 환자들은 자세를 안정적으로 유지하고 걷는 데 어려움을 겪습니다. 걷기는 인간이 습득하는 가장 기본적인 기술이면서 중추신경계, 말초신경계, 근골격계가 협업해서 이루어지는 매우 복잡한 동작입니다. 정상인에게는 아무렇지도 않게 무심히 수행하는 이 기술에 문제가 생기면 삶의 질이 엄청나게 저하됩니다. 파킨슨병 환자들은 질병의 진행과 함께 자세를 유지할 수 없는 체위 불안정과 걸음걸이의 이상(보폭이 좁아지고, 종종걸음을 걷고, 문턱 같은 작은 장애물에도 쉽게 넘어지고, 앞으로 혹은 뒤로 쏠려 쓰러짐)으로 균형장애를 겪게 되며, 이런 증상을 흔히 '어지럽다'라고 표현합니다.

둘째, 파킨슨병으로 인한 자율신경장애가 유발하는 어지럼증이 있습니다. 파킨슨병이 진행되면 자율신경에 장애가 생깁니다. 자율신경이란 혈압 조절, 소화, 땀 분비 등 의지와 무관하게 신체 기능을 자동으로 조절하는 신경계입니다. 파킨슨병은 소화장애, 변비, 배뇨장애 등의 다양한 자율신경 장애에 의한 증상을 유발합니다. 특히 혈압을 일정하게 조절하는 기능이 저하되어 기립성 저혈압이 가장 흔하게 나타납니다. 그래서 앉았다 일어날 때 어찔하고 심한 경우는 눈앞이 깜깜해지거나 의식을 잃게 됩니다.

셋째, 약물에 의한 어지럼증이 있습니다. 파킨슨병 약들은 부작용으로 어지럼증을 유발할 수 있습니다. 또한 파킨슨병이 주로 노년기에 발생하는 질환이다 보니, 함께 복용하는 혈압 약, 심혈관 질환 약, 전립선 약 등에 의해 어지럼증이 악화되기도 합니다.

넷째, 파킨슨병은 심리적인 문제로 어지럼증이 악화되기도 합니다. 파킨슨병은 만성적이다 보니 당연히 심리적인 우울감, 불안증 등이 함께 생기기 쉽습니다. 이는 파킨슨병 환자의 어지럼증을 더욱 악화시키는 요인으로 작용합니다. 병이 쉽게 낫지 않을 것이라는 걱정과 함께 몸을 제대로 움직이지 못하면서 느끼는 좌절감도 커집니다. 이런 심리적인 중압감은 균형감각을 더욱 악화시킵니다.

이처럼 파킨슨병 환자들은 다양한 원인에 의해서 어지럼증이 발생하고, 환자마다 어지럼증의 결정적인 원인들이 다를 수 있습니다. 파킨슨병은 고령 환자가 많고 치료가 쉽지 않습니다. 그러나 다행히 다른 퇴행성 신경계질환에 비해 효과적인 약물들과 치료법들이 개발되고 있습니다. 그러므로 적극적이고 꾸준한 치료를 통해 일상을 유지하는 것이 중요합니다.

파킨슨병의 원인과 종류

원인에 대해 설명하기에 앞서 파킨슨증후군^{Parkinson syndrome}이
라는 말을 이해할 필요가 있습니다. 파킨슨증후군이란 파킨슨
병과 비슷한 증상을 보이는 질환들을 모두 포함해서 부르는 말
입니다. 파킨슨증후군 중에서 어떤 종류에 속하는가에 따라 질
환의 원인, 경과, 치료와 예후가 다양하게 나타납니다. 파킨슨증
후군에 속하는 질환들은 다음과 같이 나눠볼 수 있습니다.

첫째, 신경계 퇴행성 질환인 파킨슨병입니다. 뇌줄기의 중뇌
에 있는 흑색질^{striata nigra} 부위의 도파민 세포가 점차 변성, 퇴화
하면서 발생합니다. 흑색질 도파민 신경세포가 왜 변성되는지
는 확실하게 알려진 것이 없습니다. 가족력으로 파킨슨병이 생
기기도 하지만 대부분은 가족력과 상관없습니다. 환경 영향이
나 독성 물질이 원인이라는 연구도 있지만 아직 모든 환자를 설
명할 만큼 확실하지는 않습니다. 이처럼 발병 원인이 불명확하
면서 전형적인 파킨슨병의 증상을 보이는 경우를 특발성^{特發性,}
^{idiopathic} 파킨슨병이라고 합니다. 비교적 진행이 느리고 파킨슨
치료 약제에 대한 반응이 좋습니다.

둘째, 비정형 파킨슨증^{atypical parkinsonism}으로 파킨슨 플러스 증
후군이라고도 합니다. 신경계 퇴행성 질환이라는 점은 파킨슨
병과 동일하지만 플러스라는 이름에서 알 수 있듯이 다른 특징

적인 증상이 동반됩니다. 초기 임상 양상은 비슷하기도 하지만 상대적으로 병의 진행이 빠르고 예후도 좋지 않습니다. 특발성 파킨슨병에 비해 약물 반응이 없거나 미미합니다. 또한 병의 초기부터 자율신경증상, 보행장애, 어지럼증, 인지장애, 안구운동장애 등 다양한 증상이 동반됩니다. 이러한 다양한 증상은 뇌의 어느 부위를 주로 침범하는 질환인가에 따라 다르게 나타납니다. 얼마 전 유명을 달리한 고 노태우 전 대통령의 지병이 파킨슨증후군의 일종인 다계통성위축증이었습니다.

셋째, 이차성 파킨슨증secondary parkinsonism입니다. 파킨슨병의 양상을 보이나 원인이 신경계 퇴행성 질환이 아닌 다른 원인,즉

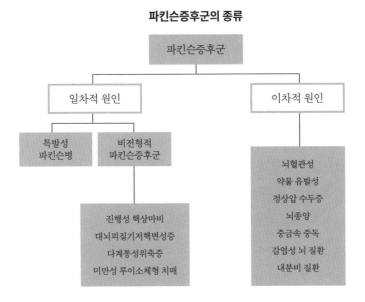

파킨슨증후군의 종류

뇌졸중이나 종양, 약물 등에 의해 이차적으로 발생한 질환입니다. 여러 가지 원인이 있을 수 있는데 대표적으로 혈관성 파킨슨증은 뇌의 기저핵이나 피질하 백질에 분포하는 작은 혈관들의 손상으로 인해 발생합니다. 팔보다 다리에서 더 증상이 심합니다. 보행장애, 종종걸음, 동결 보행(걸음을 걸으려 시작할 때 발바닥을 접착제로 붙인 것처럼 떨어지지 않아 첫걸음을 내딛지 못하는 증상)을 보입니다. 정상압 수두증normal pressure hydrocephalus은 여러 원인으로 뇌척수액의 순환에 문제가 생겨 뇌실이 확장되면서 주변 뇌를 압박하여 장애를 초래하는 질환입니다. 보행장애가 가장 두드러지는 증상입니다. 배뇨장애와 인지기능의 저하가 동반되기도 합니다. 그 외에도 망간, 일산화탄소 중독 등의 독성 물질을 포함하여 일상에서 사용하는 약물 중 일부에 의해 파킨슨 증상이 유발될 수 있습니다. 특히 약물 유발성 파킨슨병은 도파민 수용체에 작용하는 다양한 약물에 의해 발생하는데, 대표적인 약물이 항정신성 약물과 위장관 운동장애 치료제입니다. 따라서 노년기에는 약물 복용에 주의를 기울여야 합니다.

파킨슨병의 경과와 치료

파킨슨병은 아주 서서히 진행되기 때문에 언제부터 병이 시작됐는지 정확하게 알기 어렵습니다. 파킨슨병의 세 가지 특징적인 증상인 떨림, 서동증, 강직이 나타나기 수년 전부터 잠꼬대, 전신 통증, 피로감, 심한 변비 등과 같은 막연한 증상들을 호소하는 환자들이 많습니다.

적절한 치료로 대부분의 파킨슨병은 상당 기간 증상이 악화되지 않고 초기의 상태를 유지하기도 합니다. 하지만 병 자체가 없어지지는 않습니다. 대개 증상이 매우 느리게 진행되어 적절한 치료를 받으며 오랜 기간 큰 불편함 없이 사회활동을 하기도 합니다. 다행히 다른 신경계 퇴행성 질환에 비해 파킨슨병은 여러 효과적인 치료법이 개발되어 있습니다. 어떤 약제나 비약물적 치료법을 선택하느냐는 환자의 상태와 처한 조건에 따라 신중하게 선택하되 검증되지 않은 보약이나 민간요법들로 인해 적절한 치료 시기를 놓치거나 악화되는 일이 없어야 합니다.

재활치료는 파킨슨증후군으로 인한 어지럼증과 균형장애를 호소하는 환자에게 중요합니다. 지속적인 재활치료는 증상을 완화하고 전신 상태를 호전시키고 낙상의 위험을 줄입니다.

소뇌실조증

소뇌실조증cerebellar ataxia이란 균형을 조절하는 소뇌가 다양한 원인으로 제 기능을 하지 못하면서 평형기능과 운동기능에 이상이 생기는 질환입니다. 소뇌실조증을 보이는 여러 질환을 통칭하여 소뇌실조증훈군이라고 합니다. 넓은 의미에서는 뇌졸중이나 뇌종양처럼 소뇌의 병변을 일으키는 여러 원인질환을 모두 포함하는 개념이나 좁은 의미에서는 원인을 명확히 찾을 수 없는 신경퇴행 질환들만 포함하는 개념이기도 합니다.

소뇌실조증은 가족력이 있는 유전성 소뇌실조증과 그렇지 않은 산발성 소뇌실조증으로 나뉩니다. 유전성 소뇌실조증은 가족이나 친척 중에 유사한 증상이 있을 때 의심할 수 있습니다. 후천적인 산발성 소뇌실조증은 가족력이 뚜렷하지 않거나 비교적 늦은 나이에 발생하는 경우가 많습니다.

소뇌실조증의 대표적인 증상은 역시 어지럼증입니다. 술을 마시지 않았는데도 마치 만취했을 때처럼 몸을 가눌 수 없고 비틀거리며 걷게 됩니다. 또한 소뇌에 문제가 생기면 운동을 제어하는 능력이 저하되어 글씨 쓰기가 어렵고 섬세한 동작을 할 수 없게 됩니다.

소뇌실조증은 안타깝게도 현재까지 치료법이 없고, 대부분 악화 경과를 보입니다. 만약 약물 유발성 소뇌실조증 같은 이차적 원인을 찾을 수 있는 경우에는 원인적 치료로 호전이 가능하기도 합니다. 그러나 유전성 혹은 퇴행성 소뇌실조증은 현재까지 뚜렷한 치료법이 없습니다. 항산화제를 포함한 여러 약물이 도움이 된다는 보고도 있고 일부 호전 반응을 보았다는 연구도 있지만, 아직 의학적으로 검증이 충분하게 이뤄지지는 않았습니다. 일부 소뇌실조증 환자들에게 비타민제나 뇌의 대사기능을 보조해 주는 약물이 효과가 있었다는 보고는 있으나 정립된 치료는 아닙니다.

소뇌실조증에서 운동치료는 매우 중요합니다. 물론 균형재활치료만으로 완치되는 것은 아니지만, 더 악화되지 않도록 관리하고 유지하는 데 필수적인 접근법임에는 틀림없습니다. 소뇌실조증은 말기 암처럼 빠르게 진행되기보다는 수년에서 수십 년에 걸쳐 진행하거나 고착되는 경우가 많습니다. 따라서 운동을 통해 자기 몸 상태를 최상으로 유지해야 합니다. 평소 근육의 힘을 기르고, 균형을 유지하고 걷는 운동을 꾸준히 해야 합니다. 환자마다 불편한 증상이 다르니 자신에게 맞는 운동을 개별적으로 처방받는 것이 좋습니다. 또한 발음이 어눌하고, 음식물을 삼키기 어렵다면 언어치료나 발성 연습이 필요합니다. 낙담하여 가만히 있기보다는 자신의 질환을 인정하고 적극적으로 운동하며 치료받는 것이 악화를 막고 현재 상태를 좋게 유지하는 데에 도움이 됩니다.

뇌종양과 어지럼증
- 무증상부터 의식불명까지 천의 얼굴을 가진 뇌종양

우리 신체에서 손톱과 머리카락을 제외한 다른 모든 부분에 종양이 생길 수 있다고 합니다. 엄밀히 따지면 머리카락과 손톱은 살아있는 조직이 아니므로 신체의 모든 조직에서 종양이 발생할 수 있다는 의미입니다. 다른 장기처럼 뇌에도 종양이 발생합니다. 뇌종양은 국내에서만 매년 3,000~4,500명 이상의 환자가 발생하며 전체 종양(양성과 악성을 모두 합쳐서)의 약 10%를 차지하는 드물지 않은 질환입니다. 특히 뇌종양은 소아에서 더 흔해서 전체 소아 종양의 20~40%를 차지하며, 백혈병 다음으로 흔합니다.

뇌종양의 특징

과거 3인조 혼성그룹 코요태의 멤버이자 사진작가, 사업가로 다방면에서 활발하게 활동하고 있는 빽가는 2009년 공익근무를 하던 중 경미한 교통사고를 당해 병원에서 진찰을 받다가 뇌종양 진단을 받았습니다. 빽가의 MRI 영상은 누가 봐도 한눈에 종양이 자라고 있는 것을 알아볼 만큼 커다란 뇌종양이 있었습니다. '아니, 어떻게 저렇게 큰 종양이 있는데 별다른 증상이 없었을까?'라고 생각할 정도였죠. 다행히 빽가는 성공적으로 수술을 마치고 재활 과정을 통해 회복했습니다. 하지만 모든 뇌종양이 빽가처럼 증상이 없거나 성공적으로 치료되는 것은 아닙니다.

뇌종양은 뇌라는 특수한 위치에 생긴 종양이기 때문에 다른 장기의 종양과 다른 점이 있습니다. 종양에는 양성 종양과 흔히 암이라고 하는 악성 종양이 있습니다. 다른 장기에 생기는 양성 종양은 대부분 수술로 해결이 되지만, 뇌종양은 양성이라도 뇌의 중요 부위에 발생하면 마비, 언어장애 같은 심각한 후유증이 남고 수술도 간단하지 않습니다.

종양의 위치와 크기에 따라 반신마비, 뇌신경장애, 인지기능장애, 경련, 시력장애, 복시, 성격 변화, 정신이상, 어지럼증과 균형장애 등 다양한 신경학적 증상이 나타납니다. 또한 뇌압항진으로 두통, 의식장애, 구토 등도 흔합니다. 이렇게 증상이 다양하다 보니 뇌종양을 의심하지 못하고 조현병인 줄 알고 정신건강의학과에서 치료받거나, 안과, 내과 등 여러 과를 전전하다가 뒤늦게 발견되기도 합니다. 또한 뼈가처럼 종양이 상당히 커질 때까지 아무 증상이 없다가 우연히 발견되기도 합니다. 하지만 뇌종양은 악성이라고 해도 신체의 다른 장기로 잘 전이되지 않습니다. 대신 다른 장기에서 뇌로 전이되는 경우는 상대적으로 흔합니다.

뇌종양과 어지럼증

균형을 조절하는 뇌 부위에 종양이 생기면 어지럼증과 균형 장애가 생길 수 있습니다. 균형을 담당하는 가장 중요한 부분인 소뇌, 뇌줄기, 뇌와 속귀를 연결하는 전정와우신경vestibulocochlear nerve에 발생하는 종양이 대표적입니다.

어지럼증을 유발하는 뇌종양은 천막상부와 천막하부 종양으

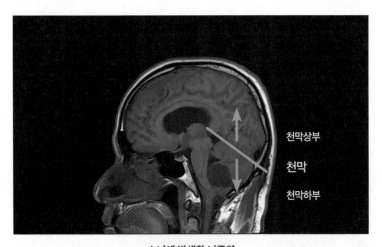

소뇌에 발생한 뇌종양
천막을 기준으로 위에 생기면 천막상부뇌종양, 아래에 생기면 천막하부뇌종양이다.
어지럼증은 천막하부뇌종양의 주된 증상이다.

로 나누어 설명할 수 있습니다. 천막tentorium은 대뇌와 뇌줄기, 소뇌를 나누는 얇은 막을 말하는데 이 천막 위에 생기면 천막상부supratentorial 뇌종양, 천막 아래에 생기면 천막하부infratentorial 뇌종양이라고 합니다. 성인의 70%가 천막상부에, 소아의 70%가 천막하부에 종양이 생깁니다.

천막상부의 종양도 어지럼증을 일으킬 수 있지만, 뇌줄기와 소뇌가 위치하고 있는 천막하부에 종양이 생기면 균형중추에 직접적으로 영향을 미쳐 어지럼증과 균형장애가 주로 나타납니다. 천막하부에 생기는 종양은 크게 네 종류가 있습니다.

① 전정신경초종

전정와우신경은 제8번 뇌신경의 일부로 귀와 뇌를 연결합니다.(141쪽 그림 참고) 전정신경초종vestibular schwannoma은 전정와우신경의 신경다발을 싸고 있는 막인 신경초를 구성하는 슈반세포schwann cell에서 발생한 종양입니다.

전체 뇌종양의 8~10% 정도를 차지하고, 성인 여성에게서 자주 발병하며 주로 한쪽에만 생깁니다. 전정신경초종은 양성종양으로 매우 서서히 자랍니다. 따라서 갑자기 증상이 나빠지기보다는 서서히 어지럼증, 균형장애가 나타납니다. 한쪽 귀만 청력이 감소하고, 이명 등이 있으면 전정신경초종을 의심할 수 있습니다.

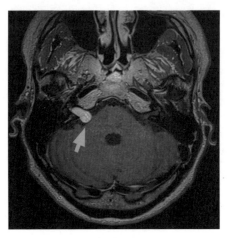

우측 전정신경에서 발생한 1.8cm 전정신경초종

② 뇌수막종

뇌를 싸고 있는 막을 뇌수막이라고 하는데 이 수막 세포에 생긴 종양을 뇌수막종meningioma이라고 합니다. 뇌수막은 뇌를 전체적으로 감싸고 있어 뇌의 어느 부위에서나 발생하는데 부위에 따라서 증상이 다양합니다. 천막하부에서 뇌수막종이 발생할 때는 뇌의 아래 부분인 소뇌다리뇌각cerebellopontine angle, CPA과 소뇌 주변인 경우가 흔합니다.

뇌수막종은 성장 속도가 매우 느리지만 종양이 뇌줄기와 소뇌를 압박하면 어지럼증과 균형장애 증상이 나타날 수 있습니다. 하지만 증상이 경미한 경우도 많아서 우연히 뇌를 촬영하다가 뇌수막종을 발견하기도 합니다. 대부분이 양성이며 악성은 매우 드뭅니다.

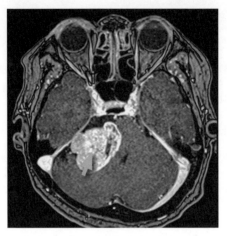
우측소뇌다리뇌각에 발생한 뇌수막종

③ 전이성 뇌종양

악성 종양인 암 환자의 10~30%는 뇌로 전이가 됩니다. 전체 뇌종양으로 보면 원발성(뇌세포에서 기인한 뇌종양)보다 전이성(다른 부위에서 발생한 암이 뇌로 전이된 경우) 뇌종양이 3배 정도 많습니다. 폐 암에서 전이되는 것이 가장 흔하고, 유방암, 신장암, 악성 흑색 종도 뇌 전이가 흔한 종양입니다. 전이성 뇌종양은 뇌 전체에 걸 쳐 퍼지는 경우가 흔하며 뇌줄기나 소뇌를 직접 침범해 어지럼 증을, 뇌 기능을 전체적으로 떨어뜨려 균형장애를 유발하기도 합니다. 악성 종양이 많아지면서 전이성 뇌종양도 증가하고 있 지만 방사선 치료가 발전하면서 경과도 좋아지고 있습니다.

④ 소뇌종양과 뇌줄기종양

균형을 조절하는 중추인 소뇌에 발생하는 뇌종양은 어지럼증과 균형장애뿐 아니라 뇌압을 올려 두통과 의식장애 등을 유발하기도 합니다. 소뇌종양cerebellar tumors은 성인에게도 발생하지만 소아에서 특히 많이 발생합니다. 소아에게서 발생하는 대표적인 소뇌종양으로 수모세포종medulloblastoma과 성상세포종astrocytoma이 있습니다. 소아 종양의 경우 환자가 증상을 설명하는 데 한계가 있고 식욕부진, 전신 위약감, 구토, 보채기 등의 애매한 증상을 보일 수 있습니다. 그 결과 문제를 빨리 파악하지 못할 수 있으므로 주의가 필요합니다.

균형을 담당하는 중요 부위인 뇌줄기에도 드물지만 종양이 발생합니다. 뇌줄기는 신경세포가 밀집되어 있어 종양의 크기가 작아도 증상이 심할 수 있습니다. 이 역시 소아에게서 더 빈번합니다.

전정발작증과 어지럼증
- 전정신경과 뇌혈관의 비정상적인 만남

52세 남성인 준우 씨는 고등학교 수학 교사입니다. 5년 전 고혈압 진단을 받았으나 안정적으로 치료하고 있으며 다른 건강상의 문제 없이 생활해 왔습니다. 그런데 2년 전부터 일어서거나 고개를 돌릴 때 간혹 어지럼증을 느꼈습니다. 약간 불편하긴 했지만 증상이 2~3초 이내로 아주 짧고, 일상생활에 크게 불편할 정도는 아니어서 대수롭지 않게 넘겼습니다.

그런데 이 짧은 어지럼증이 점점 더 자주 생기면서 이제는 하루에 수십 번씩 반복되고 때로는 주변이 빙그르 도는 듯한 어지럼증이 나타나기도 했습니다.

가만히 있을 때보다는 움직이거나 고개를 돌릴 때 어지럼증이 생기고, 수업 시간에도 움직이지 못하고 한자리에 서서 겨우 수업을 이어 나갔습니다. 그러다 자세를 못 잡고 넘어 질 뻔한 적도 여러 번이었습니다. 근처 내과에서 혈액검사와 진찰을 받았지만 이상소 견은 없었고, 쉬어도 증상이 호전되지 않았습니다.

평소 혈압 관리를 위해 다니던 내과 원장님의 권유로 어지럼 증 클리닉을 방문한 준우 씨는 전정발작증vestibular paroxysma으로 진단되었습니다. 명칭부터 생소하고 좀 무섭기까지 한 전정발 작증은 과연 어떤 병일까요? 전정발작증은 여덟 번째 뇌신경인 전정와우신경이 근처를 지나는 뇌혈관에 눌려서 발생하는 어지 럼증입니다. 동맥혈관이 신경을 장기간 압박하면 신경다발을 싸고 있는 보호막이 손상되어 마치 피복이 벗겨진 전기줄에서 합선이 일어나듯 비정상적인 신경 자극이 발생하게 됩니다. 이 런 비정상적인 신경 자극이 생길 때마다 어지럼증을 느끼게 되 는 것입니다.

전정발작증은 1960년경 미국의 신경외과 의사였던 피터 자 네타Peter Jannetta 등이 어지럼증 환자를 수술하다가 혈관이 전정 신경을 압박하고 있는 것을 발견하면서 처음 의학계에 보고되 었습니다. 소아는 선천적인 문제로, 성인은 동맥경화 같은 후천 적인 문제로 생깁니다. 남성이 여성보다 두 배 정도 많이 발생합 니다.

전정발작증은 짧은 어지럼증이 하루에 수차례 빈발하는 것이 특징입니다. 두세 번 생기기도 하지만 많게는 100회 이상일 수도 있습니다. 특정한 머리 자세나 움직이는 순간에 보통 수초 간 지속되는 짧은 어지럼증이 특징인데, 길게는 1~2분 정도 지속되기도 합니다. 증상이 있는 동안 어찔하기도 하고, 자세를 유지하지 못하고 쓰러지는 경우도 있습니다. 비록 짧지만 자주 생기기 때문에 일상생활에 심각한 영향을 미치기도 합니다.

다행히 전정발작증은 약물 치료에 좋은 반응을 보입니다. 약물에 반응을 하는지 여부가 전정발작증을 진단하는 중요한 기준이 되기도 합니다. 일반적으로는 뇌전증 치료제인 카르바마제핀carbamazepine이나 옥시카바제핀oxycarbazepine을 투여하면 신경흥분을 조절해 증상이 호전됩니다. 준우 씨도 약물 복용 후 어지럼증이 상당히 호전되었고 얼마 후 일상으로 복귀할 수 있었습니다.

지금까지 뇌와 관련된 중추성 어지럼증에 대해서 알아보았습니다. 다음 장에서는 귀와 관련된 말초전정성 어지럼증에 대해서 살펴보겠습니다.

이것만은 꼭 기억해요

◆ 어지럼증은 뇌졸중의 증상일 수 있다. 특히 뇌줄기나 소뇌에 발생하는 뇌 경색, 뇌출혈은 그 증상으로 어지럼증만 발생하기도 하고, 혹은 반신마비, 감각장애, 복시, 구음장애 등과 같은 신경학적 증상과 동반하여 발생하기 도 한다.

◆ 편두통은 어지럼증과 관련이 깊다. 편두통 환자의 60%가 다양한 어지럼 증을 호소하며 특히 전정편두통의 경우 두통 없이 어지럼증으로 나타날 수 있다. 치료를 위해 유발요인을 잘 조절해야 하며, 적절한 약물 치료가 필요하다.

◆ 파킨슨병 환자는 보행장애, 자율신경장애, 약물로 인한 다양한 어지럼증 을 호소할 수 있다.

◆ 뇌종양은 천막하부에 발생하는 경우 심한 어지럼증의 원인이 될 수 있다. 대표적인 종양으로 전정신경초종, 뇌수막종, 전이성 뇌종양, 소뇌종양이 있다.

◆ 전정발작증은 순간적인 어지럼증이 반복적으로 발생하며 약물로 비교적 잘 치료된다.

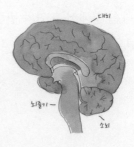

4장

말초전정성 어지럼증
– 속귀의 문제로 인한 어지럼증

　속귀와 관련된 말초전정신경계의 이상으로 발생하는 어지럼증에는 매우 중요한 질환들이 포함되어 있습니다. 반드시 그런 것은 아니지만, 말초전정성 질환으로 발생하는 어지럼증은 갑자기 주변이 빙빙 도는 급성 현훈증이 흔하고 구역질, 구토가 동반되는 경우도 많아서 매우 고통스럽습니다. 또한 이렇게 심한 어지럼증이 한 번도 아니고 반복적으로, 예측할 수 없이 돌발적으로 생겨, 한 번 어지럼증을 겪은 환자는 어지럼증에 대한 공포로 힘들어하기도 합니다.

세상이 뒤집어지는 고통으로 응급실에 실려 오는 환자들의 심정은 겪어 보지 않으면 알 수 없어 함부로 말할 수 없습니다. 하지만 심한 어지럼증이라 해서 반드시 불치병 같은 심각한 질환이 있거나 치료가 어려운 것은 아닙니다. 말초전정신경계 질환은 세심하게 진단하고 치료하면 대부분 호전됩니다.

이제 '어지럼증은 귀 문제로 생긴다'라고 하는 말에서 귀와 관련된 어지럼증에 대해서 알아보도록 하겠습니다.

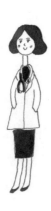

양성돌발두위현훈(이석증)과 어지럼증
- 자리를 이탈한 이석이 일으킨 대소동

62세 여성인 순우 씨는 골다공증과 고혈압으로 치료를 받고 있었습니다. 혈압이 조금 높다는 것만 빼고는 건강에 큰 문제가 없었고 혈압 약도 잘 챙겨 먹고 정기 검진도 잘 받으며 지냈습니다.

어느 날 새벽에 화장실을 가기 위해 잠자리에서 일어나려고 하는 순간 갑자기 천정이 도는 느낌이 들면서 심하게 어지러웠습니다. 잠시 가만히 있으니 어지럼증이 좀 잦아드는 듯하다가 옆으로 돌아눕자 다시 심한 어지럼증이 생기면서 갑자기 속에서 메슥거리는 느낌이 확 올라왔습니다. "우욱, 우욱!" '아, 내가 왜 이러지?' 처음엔 낮에 뭘 잘못 먹었거나 요즘 스트레스를 많이 받아서 그런 것이라고 생각했습니다.

그러나 다음 날 잠자리에서 일어나려 했을 때 다시 심한 어지럼증이 찾아왔습니다. 주로 침대에서 일어나거나 누울 때, 누워서 고개를 돌릴 때 어지럼증이 심했고, 그렇게 1분 정도 지속되다 사라지기를 반복했습니다. 하지만 이래선 안 되겠다 싶어 털고 일어나 움직여 보면 또 그런대로 괜찮아서, 걱정은 되었지만 기다려 보기로 했습니다.

하지만 이런 일이 새벽마다 반복되었습니다. 아무래도 큰 문제가 생긴 것 같아 병원에 가 보기로 결심했습니다.

수심 가득한 얼굴로 어지럼증 클리닉을 찾은 순우 씨를 진료실 침대에서 뒤로 눕히자마자 바로 그 어지럼증이 나타났습니다.

"맞아요, 딱 이렇게 어지러웠어요. 선생님. 제가 혈압이 좀 있는데, 혹시 풍이 오는 건 아니겠죠? 어지러울 때 혈압을 쟀더니 혈압이 160까지 올랐어요. 혈압 때문인가요?"

순우 씨 나이의 어지럼증 환자가 많이 하는 질문 중 하나이자 가장 걱정하는 부분입니다. 하지만 순우 씨는 뇌졸중으로 어지러운 것도 아니고 혈압이 올라서 어지러운 것도 아니었습니다.

진단명은 양성돌발두위현훈, 쉬운 말로 이석증이었습니다.

"아, 이석증! 귀에도 돌이 생긴다더니 그래서 어지러웠군요."

과연 이석증은 귀에 돌이 생겨서 어지러운 병일까요?

이석증의 정의

이석증이라고 하면 대개 담석증이나 요석증(요로결석)을 떠올립니다. 아무래도 이름에 '석' 자가 있으니 비슷한 병으로 오해할 수도 있습니다. 그러나 이석증이 담석증이나 요석증과 결정적으로 다른 점이 있습니다. 담석증은 담도에 원래 없던 돌이 생겨서, 요석증은 요도에 원래 없던 돌이 생겨서 문제를 일으킨다면, 이석증은 없던 돌이 생긴 것이 아니라 원래 속귀 전정기관에 정상적으로 있는 돌(이라기 보다는 탄산칼슘결정체)이 문제를 일으켰다는 점입니다.

'양성돌발두위현훈benign paroxysmal positional vertigo, BPPV' 간단하게는 '이석증'이라고 부르는 이 길고 복잡한 병명을 잘 살펴보면 정체를 가늠해 볼 수 있습니다.

- 양성: 위험하거나 심각하지 않은
- 돌발: 갑자기 생기는
- 두위: 머리를 움직이는 것과 관련된
- 현훈: 빙빙 도는 어지럼증

이제 좀 감이 오시죠?

즉 '머리를 움직일 때 갑자기 발생하는 빙빙 도는 어지럼증인데 심각한 병은 아니다'라고 풀어서 말할 수 있습니다. 양성돌발두위현훈, 즉 이석증은 급성 현훈증의 원인 중 가장 흔한 질환입니다. 특히 65세 이상 현훈증 환자의 50% 정도가 이석증이 원인일 만큼 흔하고 양성 경과를 보이는 어지럼증입니다.

그렇다면 양성이 아닌 악성돌발두위현훈도 있을까요? 두위 변화와 관련해서 발생하는 현훈증의 85% 정도는 이석증이지만, 나머지 15%가량은 증상은 비슷하지만 다른 원인에 의해 발생합니다.

대표적인 경우가 뇌 질환과 관련된 중추돌발두위현훈central paroxysmal positional vertigo, CPPV입니다. CPPV는 뇌졸중의 한 형태로 흔히 발생하며, 경우에 따라 뇌종양, 뇌염이나 뇌의 선천성 기형(아놀드 키아리 기형) 등의 이상으로 발생합니다. 동반 증상이 있으면 쉽게 감별할 수 있으나, 그렇지 않은 경우에는 증세가 이석증과 유사하여 초기에 발견하기가 어렵기도 합니다.

이석증의 원인

이석耳石, otoconia은 현미경으로 봐야 볼 수 있는 크기의 아주 미세한 탄산칼슘결정체입니다. 원래 이석은 어지럼증을 일으키는 물질이 아니라 신체 균형 유지에 중요한 역할을 하는 물질입니다. 이석은 반고리관과 달팽이관 사이에 위치한 이석기관 안에 들어 있습니다. 이석기관은 다시 난형낭과 구형낭으로 나눕니다. 난형낭은 자동차를 타고 갈 때처럼 앞뒤로 움직이는 수평 방향의 움직임을 감지하고, 구형낭은 엘리베이터를 탈 때처럼 위아래로 움직이는 수직 방향의 움직임을 감지합니다. 바로 이 난

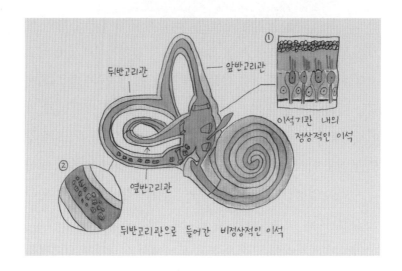

뒤반고리관 / 앞반고리관 / ① / 이석기관 내의 정상적인 이석 / ② / 옆반고리관 / 뒤반고리관으로 들어간 비정상적인 이석

형낭과 구형낭 내부에 이석이 들어 있습니다.

정상 상태에서 이석은 난형낭과 구형낭 내부의 젤라틴 층 위에 고정되어 있는데, 수평 혹은 수직 방향으로 머리를 움직이면 발생하는 미세한 변화를 감지해서 신경세포로 이 신호를 전달합니다. 이처럼 이석은 어지럼증을 일으키는 골치 아픈 말썽꾸러기가 아니라 원래 우리 몸의 균형을 유지하는 데 매우 중요한 역할을 하는 물질입니다.

그렇다면 왜 이석이 어지럼증을 일으키는 요주의 인물이 된 것일까요? 자기 자리를 지켜야 하는 이석이 제자리를 벗어나 엉뚱한 곳으로 들어가 혼란을 일으키기 때문입니다. 젤라틴 층에 고정되어 있던 이석이 떨어져 나와 난형낭과 연결된 세반고리관으로 들어가면, 평화롭던 세반고리관의 내부에 큰 혼란이 생기게 됩니다. 잠자리에 누워 있는데 마치 놀이동산에서 롤러코스터를 타고 있는 것처럼 세상이 빙빙 도는 어지럼증을 느끼게 되는 것입니다. 순우 씨가 새벽마다 잠자리에서 느꼈던 바로 그 어지럼증이죠. 세반고리관 내부의 림프액보다 비중이 2.8배 정도 무거운 이석은 비정상적인 림프액의 흐름을 만들어 내 몸이나 주변이 엄청난 속도로 돌아가는 것 같은 감각을 뇌로 전달하는 것입니다.

이석이 제자리에 있지 못하고 도넛에서 설탕가루 떨어지듯 떨어져 나오는 원인은 여러 가지가 있습니다. 가장 대표적인 원인은 머리에 가해지는 물리적 충격입니다. 교통사고처럼 심한 뇌진탕을 입었을 때도 발생할 수 있지만 책상 모서리에 실수로 머리를 부딪힌 후에도 발생할 수 있습니다. 이런 충격이 크면 클수록 이석이 더 많이 떨어져 나와 문제를 일으키게 됩니다. 그 외에도 전정신경염이나 중이염 등과 같은 염증성 질환은 이석을 약하게 만들어 이석증이 생길 수 있습니다. 전정편두통을 앓는 경우도 이석증의 빈도가 높은 것으로 확인되고 있습니다.

그러나 정확한 원인을 찾을 수 없는 특발성 이석증이 가장 흔합니다. 대부분의 경우 60대 이상에서 많이 발생하는 것으로 보아 나이가 들면서 이석의 구조가 약해져 잘 떨어져 나오는 것이 아닌가 추정하고 있습니다. 마치 나이가 들면서 골다공증이 생기는 것처럼 말입니다.

이석증의 증상과 종류

자신의 어지럼증을 설명하는 데 어려움을 겪는 환자에게 제가 하는 질문이 있습니다.

"걸어 다닐 때 어지러우세요, 아니면 누워 있을 때 더 어지러우세요?"

균형감각에 문제가 생겨서 느끼는 어지럼증은 당연히 균형을 더 잘 잡아야 하는 상황에서 더 심해지기 마련입니다. 그래서 대부분의 어지럼증은 활동을 할 때 더 심해집니다. 누우면 균형을 잡을 필요가 없으니 훨씬 편안한 것이 당연하겠죠.

그런데 반대로 어떤 어지럼증은 누워 있을 때 훨씬 더 심해집니다. 이석증이 대표적입니다. 좀 더 정확하게 얘기하면 누워서 움직일 때가 가장 어지럽습니다. 새벽이나 아침에 잠자리에서 머리를 움직이는 순간, 옆으로 돌아눕는 순간, 또는 앉아 있다가 눕는 순간에 갑작스럽고 심한 어지럼증을 느끼게 됩니다. 그래서 보통은 집에서 어지럼증이 생기는 경우가 많습니다. 머리를 뒤로 젖히거나(빨래를 널 때) 앞으로 많이 숙일 때(신발끈을 맬 때) 같은 상황에서 유발되기도 합니다. 집 밖에서 생길 수 있는 경우는 치과에서 진료를 받거나 혹은 미용실에서 머리를 감다가 어지럼증을 느껴 깜짝 놀라기도 합니다.

어지럼증의 강도는 다양합니다. 빙빙 돌면서 눈도 못 뜨게 어지러울 수도 있고 약하게 어지럼증을 느낄 수도 있습니다. 다행히 증상이 오래 가지는 않습니다. 물론 매우 길게 느껴질 수는

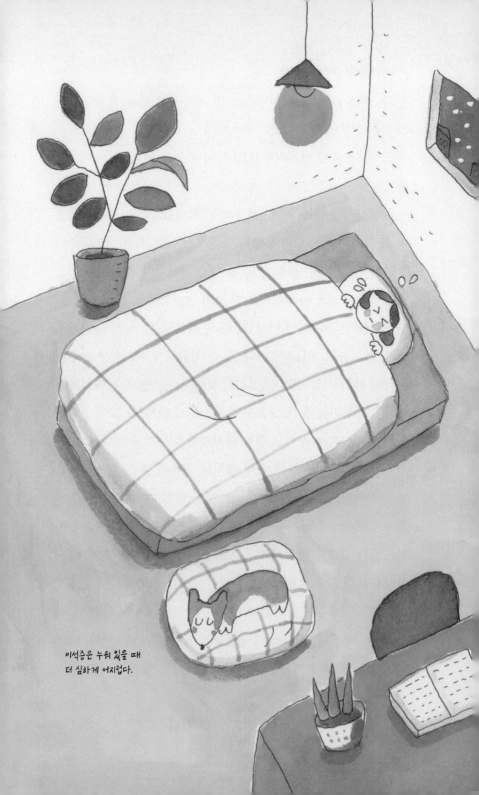

이석증은 누워 있을 때
더 심하게 어지럽다.

있지만 대체로 10초에서 길어도 1분 이내에 가라앉는 것이 보통입니다.

다만 자세에 따라 매우 반복적으로 발생할 수 있습니다. 보통 어지러우면 본능적으로 누워 있으려다 보니 증상이 계속 반복되어 응급실로 실려 오는 경우도 있습니다. 가끔 "귀에서 버석거리는 소리가 나며 돌이 떨어지는 느낌이 들었다"라고 말하는 환자들이 있습니다. 그러나 이석증은 이명이나 청력 저하를 동반하지 않으며 당연히 이석이 떨어질 때 버석거리는 소리가 들리지도 않습니다.

떨어져 나온 이석 가루들이 어떤 형태로 반고리관 안으로 들어갔는가에 따라 이석증의 종류가 달라집니다. 세반고리관은 좌우에 3개씩 총 6개가 있는데, 각각의 반고리관에서 어떤 위치에 있는지 따라 나눌 수 있습니다. 단순하게 나누면 다음과 같습니다.

오른쪽인가, 왼쪽인가? 앞반고리관, 뒤반고리관, 옆반고리관 중 어디인가? 이석이 세반고리관 내에서 자유롭게 떠다니는가?(반고리관결석증), 이석이 세반고리관 끝에 있는 팽대부 마루에 박혀 있는가?(팽대부마루결석증) 또한 이런 형태가 여러 가지 조합으로 발생할 수도 있습니다. 이석증이 어느 반고리관에 어떤 형태로 있는지를 아는 것이 중요한데, 위치에 따라 치료법이 달라지기 때문입니다.

이석증의 치료

'세상에! 안경 씌우고 머리를 이리저리 돌리더니 그렇게 괴롭던 어지럼증이 한 번에 싹 다 나았어!'

어지럼증으로 괴로워하던 환자가 치료를 받고 나았을 때 굉장히 좋아하는 것을 보면서 의사로서 보람을 느낍니다. 여기서 포인트는 '한 번에 나았다'입니다.

어지럼증 전문의사로서 제 신념은 '세심하게 진단하고 정성스럽게 치료하면 대부분의 어지럼증은 좋아진다'입니다. 물론 이 과정이 한 번에 되는 경우는 많지 않습니다. 하지만 이석증의 어지럼증은 한 번의 치료로도 좋아질 수 있습니다. 바로 이석정복술canalith repositioning maneuver 덕분입니다.

이석정복술이란 세반고리관 안에 비정상적으로 들어간 이석을 다시 원래 위치인 난형낭으로 보내는 치료법입니다. 이석정복술은 장기간의 약물 복용이나 위험을 감수하는 복잡한 수술이 아닌 매우 짧고 간단한 시술을 통해 빠르게 어지럼증을 치료할 수 있습니다. 또한 성공률이 높습니다. 한 번의 시행으로 60~80%의 환자가 호전되며 반복 시행할 경우 성공률이 90% 이상으로 높아집니다. 물론 성공적인 이석정복술을 위해서는 치료 이전에 정확한 진단이 필요합니다.

우선 내가 겪는 어지럼증이 이석증으로 인한 것이 확실한가 하는 문제입니다. 누웠다 일어날 때 어지럽다고 다 이석증은 아니기 때문이죠. 뇌졸중이나 중추신경계 문제로 발생한 어지럼증도 이석증과 흡사하고, 기립성 저혈압도 이석증과 감별하기가 어려운 경우도 있습니다.

일단 어지럼증의 원인이 이석증으로 확진되면, 다음 단계는 이석이 어느 세반고리관에 어떤 모양으로 있는지 파악해야 합니다. 단순하게 보아도 세반고리관은 앞, 뒤, 옆쪽 이렇게 세 부분이 있고, 귀는 좌우 2개, 반고리관 내 이석의 위치에 따라 반고리관결석증, 팽대부마루결석증으로 나타날 수 있기 때문에 수많은 경우의 수가 존재합니다. 이석증이 정확하게 어떤 형태인가에 따라 이석정복술의 방법이 매우 상이하여 '안경을 쓰고 머리를 이리저리 돌리는' 방법이 매우 복잡 다양합니다.

그래서 어지럽다는 환자의 눈을 보고 또 봅니다. 눈의 움직임

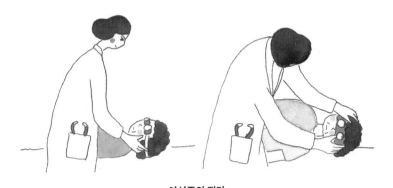

이석증의 진단
눈동자의 움직임을 자세히 관찰하면 어느 부위에 어떤 형태로
이석이 문제를 일으키는지 정확하게 진단할 수 있다.

을 잘 분석하면 어느 세반고리관에 문제가 있는지 알 수 있고 치료가 잘 되었는지도 파악할 수 있기 때문입니다. 이석정복술에 대한 좀 더 구체적인 내용은 8장에서 다루겠습니다.

이석증의 경과

이석증은 심한 어지럼증을 유발하지만 정확히 진단만 되면 이석정복술이라는 효과적인 치료법이 있어 치료가 어렵지 않습니다. 그런데 한 가지 문제점이 있으니 바로 재발이 잘된다는 것입니다. 치료 후에 이석증이 재발하는 이유는 잘 붙어 있던 이석이 시간이 지나면서 다시 약해져 떨어지기 때문입니다. 재발률이 1년 이내에 약 20~50%, 2년 이내에 50~60%로 알려져 있습니다.

주로 메니에르병, 미로염 등과 같이 속귀 질환이 있거나 고령, 여성, 골다공증이나 비타민D 결핍증 환자가 재발률이 높습니다. 문제는 이석증을 예방할 수 있는 뾰족한 방법이 없다는 것입니다. 하지만 이석증 및 동반된 질환을 적절히 치료하고, 골다공증, 비타민D 결핍증을 관리하면 어느 정도 재발률을 낮출 수 있습니다.

급성 전정신경염
– 갑작스러운 신경마비가 유발한, 세상이 뒤집히는 어지럼증

26세 남성인 민우 씨는 평소 건강만큼은 자신 있는 직장인이었습니다. 체력도 좋았고 주말이면 축구, 야구, 등산을 즐기며 바쁘게 살아가고 있었죠. 그런데 하루는 회사에서 컴퓨터 모니터를 보며 한창 일을 하고 있는데, 갑자기 어지러워지더니 메슥거리기 시작했습니다. 요즘 일도 많았고 잠도 설쳐서 피곤한가 보다 하고 엎드려 잠시 쉬었지만 증상이 나아지기는커녕 점점 악화되기만 했죠. 1시간쯤 지나자 주변이 빙빙 돌고 눈을 뜰 수 없을 정도로 어지럽고 구토를 반복했습니다. 더 이상 견딜 수 없어 결국 동료가 119에 신고해 응급실로 실려 갔습니다. 응급실에 다녀온 이후에도 민우 씨의 어지럼증은 나아질 기미가 보이지 않았습니다. 이틀 정도 지나자 빙빙 도는 어지럼증과 구토 증세는 멈췄지만, 조금이라도 움직이려 하면 매번 어질어질하고 몸을 가누기가 힘들었습니다. 응급실에서 받은 약을 먹고 일주일간 누워서 쉬었지만 소용없었습니다. 그나마 누워 있을 때는 견딜 만했는데 움직이면 술 취한 듯 몸이 기울어지고 붕 뜬 기분이 계속되었습니다. 대체 어떤 문제가 있길래 이렇게 건장한 청년이 하루아침에 걷기도 힘들게 되었을까요?

과로 때문인 줄로 알았던 민우 씨는 직장에 양해를 구한 뒤 2주 동안 집에서 꼼짝 않고 쉬면서 이제나저제나 좋아지기만을 기다렸습니다. 하지만 3주가 지나도 증상이 호전되지 않아 어지럼증 클리닉을 찾아왔습니다.

진찰 결과 민우 씨의 진단명은 '급성 전정신경염'이었습니다.

전정신경염의 정의

우리 뇌에는 총 열두 쌍의 뇌신경이 있습니다. 그중에서 여덟 번째 뇌신경은 청력을 담당하는 청신경(와우신경)과 신체의 균형을 담당하는 전정신경으로 구성되어 있습니다. 전정신경은 속귀의 균형 센서인 세반고리관과 이석기관에서 감지된 정보를 뇌로 전달합니다. 전정신경염은 이 전정신경에 염증이 생겨 기능이 마비된 것입니다.

우리 몸에는 왼쪽과 오른쪽에 하나씩 전정신경이 있어 마치 비행기의 프로펠러처럼 양쪽에서 균형을 맞추고 있습니다. 이렇게 입력되는 정보를 뇌가 종합적으로 조율하면서 안정적인 자세와 시야를 유지하게 해 줍니다. 그런데 신경에 염증이 생기면 신경 기능이 마비되면서 균형이 깨지게 되어 뇌는 정상적인 쪽의 정보만을 받아 주변이 빙빙 도는 것처럼 느끼게 되는 것이죠.

전정신경에 급성 마비가 생기는 원인은 여러 가지가 있습니다. 바이러스 감염이 가장 대표적입니다. 신경을 감염시키는 바이러스는 다양합니다. 최근 위세를 떨치고 있는 코로나19처럼 강력한 전염력을 가진 경우보다는, 평소에는 문제가 되지 않는 바이러스가 환자의 면역력이 많이 떨어졌을 때 생기는 경우가 더 흔합니다. 바이러스 감염 외의 대표적 원인으로는 속귀로 가는 혈관의 혈액순환 장애로 인해 발생하는 급성전정신경 장애

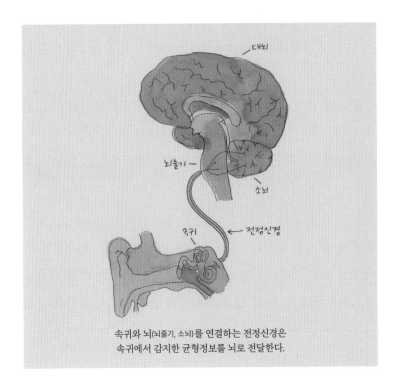

속귀와 뇌(뇌줄기, 소뇌)를 연결하는 전정신경은
속귀에서 감지한 균형정보를 뇌로 전달한다.

가 있습니다. 고령이나 고혈압, 당뇨, 고지혈증 등의 순환기 관련 위험 요인이 있는 상태에서 갑자기 발생한 급성 현훈증의 경우 허혈성 전정신경염을 고려해야 합니다.

전정신경염의 증상

대부분의 경우 전정신경염은 갑자기 빙빙 도는 급성 현훈증으로 나타납니다. 어지럼증이 갑자기 시작되어 점점 심해지면서 메슥거리고 구토와 고통을 호소하게 됩니다. 20~30% 정도의 환자는 1~2주 전에 잠깐 가볍게 어지러웠다 회복되기도 합니다. 어떤 상황에서도 증상이 나타날 수 있지만 50% 정도는 자는 도중에 발생해서 간혹 이석증과 감별하기가 까다롭기도 합니다.

하지만 가장 대표적인 전정신경염의 특징은 어지럼증이 '지속'된다는 것입니다. 이석증이나 메니에르병, 전정편두통처럼 수 초에서 수 시간 지속되다가 회복되는 것이 아니라, 갑자기 발생한 심한 어지럼증이 멈추지 않고 지속됩니다. 증상의 강도는 처음에 가장 강하고 시간이 지나면서 조금씩 약해지는데, 보통 짧게는 수 시간 길게는 2~3일이 지나면 빙빙 도는 현훈증은 가라앉고 대신 어찔어찔한 어지럼증이 지속됩니다. 일부 환자의 경우에는 현훈증 없이 갑자기 발생한 약한 어지럼증이 지속되거나, 걷거나 서 있을 때 몸이 한쪽으로 기우는 듯한 자세 불안이 생기기도 합니다.

전정신경은 머리와 몸의 움직임과 관련해서 안구의 움직임을 조절하는 반사기능에 중요 신경입니다. 따라서 한쪽 신경이 갑자기 마비되면 안구의 움직임이 적절히 조절되지 못해 눈동자가 심하게 떨리는 안진과 정확하게 초점을 맞추기 어려운 동요시oscillopsia가 발생해서 사물이 흐릿하게 보이고 시력이 갑자기 떨어진 듯한 느낌이 생깁니다.

엄밀하게 전정신경염만 발생했다면, 청력에는 이상이 없습니다. 그러나 신경해부학적으로 전정신경은 청력을 담당하는 와우신경과 얼굴의 근육을 조정하는 안면신경과 매우 근접해 있어서, 염증의 범위가 넓으면 돌발성 난청(급성 와우신경염)과 안면마비(급성 안면신경염)가 동시에 생길 수도 있습니다.

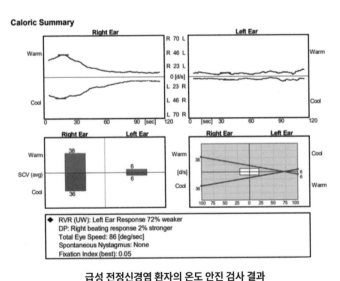

급성 전정신경염 환자의 온도 안진 검사 결과
좌측의 급성 전정신경염으로 인해 온도 자극시 적절한 반응이 나타나지 않음.

전정신경염의 치료

응급실로 실려올 정도로 심한 어지럼증과 구토로 힘들어하는 경우, 증상을 완화시키는 것이 우선입니다. 일단 어지럼증을 조절하기 위해 전정억제제와 진정제를 투여할 수 있습니다. 그러나 이런 진정 약물들은 초기에 심한 어지럼증을 완화시키는 데 도움이 되지만 가능하면 빨리 중단해야 합니다. 결과적으로는 진정약물의 복용이 전정신경염의 회복을 방해하기 때문입니다. 초기 급성기에는 신경의 염증을 치료하기 위한 스테로이드 제제와 항바이러스 약제를 사용하여 빠른 회복을 도모할 수 있습니다. 1~2주 정도의 급성기가 지나고 나면 환자들의 심한 어지럼증은 어느 정도 호전됩니다. 그러나 완전히 회복된 것이 아니라 어지럼증의 정도가 나아지는 것뿐입니다.

전정심경염은 가벼운 경우 1~2주 만에 회복하기도 하지만 몇 주에서 몇 달 혹은 그 이상이 걸리기도 합니다. 사례에서 소개한 민우 씨도 증상이 처음 시작된 지 3주가 지났지만 어지럼증의 강도만 줄었을 뿐 증상은 지속되어 일상생활에 어려움을 겪게 되었습니다.

민우 씨가 완전하게 회복하기 위해서는 어떤 치료가 필요했을까요? 민우 씨는 움직이면 어지러웠기 때문에 주로 누워서 쉬며 몇 주를 보냈습니다. 똑같이 어지러워도 원인에 따라 쉬어야 하는 경우도 있고 반대로 움직여야 하는 경우도 있습니다.

전정신경염은 가능하면 움직여야 합니다. 저는 전정신경염으로 진단받은 환자들에게 구토가 날 정도의 심한 어지럼증만 조절되면 최대한 빨리 움직이라고 독려합니다. 물론 초기에는 괴로워합니다. 움직이면 더 어지럽거든요. 민우 씨도 그랬습니다. 주로 누워서 쉬었죠.

한쪽 전정신경이 손상되면 양쪽 전정신경계에서 들어오는 정보의 불균형으로 인해 뇌가 혼동 상태에 빠져 주변이 빙빙 도는 듯한 어지럼증이 생깁니다. 그러나 인간의 뇌는 정보의 불균형을 재빠르게 알아차립니다. 이때 뇌는 전정 보상작용을 통해 문제 있는 전정신경의 정보를 자체적으로 보정하기 시작하죠. 이 과정에서 어지럼증은 차츰 줄어들게 되는 겁니다. 그런데 전정억제제를 무분별하게 쓰거나 몸을 움직이지 않으면 이러한 자연스러운 전정신경 보상작용이 방해받게 됩니다.

즉 보상체계가 원활하게 작동하려면 계속해서 정보를 제공하여(즉 움직여서) 뇌가 스스로 문제를 해결하도록 도와야 합니다. 결국 어지럼증에서 빨리 벗어나기 위해서는 역설적으로 자신을 도리어 어지럽게 만들어 보상체계를 자극해야 합니다. 이렇게 말씀 드리면 환자들의 불만과 원망이 터져 나옵니다. “어지러워 죽겠는데 왜 자꾸 움직이라고만 합니까?” 고통을 모르는 바는 아니지만 어쩔 수 없습니다. 균형재활치료는 뇌의 보상작용과 전정신경의 회복을 가장 극대화시키는 치료법입니다. 민우 씨는 맞춤형 균형재활치료를 성실히 연습하고 6주 이후 다시 예전처럼 축구를 즐길 만큼 회복되었습니다.

균형재활치료에 대한 더 자세한 설명은 8장에서 다루겠습니다.

양측성 전정신경부전증

급성 전정신경염이나 메니에르병, 전정신경초종 등 한쪽 전정신경의 마비로 인해 어지럼증이 발생하면 일측성 전정신경부전증unilateral vestibulopathy이라고 합니다. 좌우 양측에 발생하는 경우 양측성 전정신경부전증이라고 합니다.

일측성 전정신경부전증의 경우 다른 한쪽 신경을 통한 정보의 전달이 정상이기 때문에 적절한 자극이 뇌로 전달되어 뇌를 통한 보상작용으로 균형감각을 회복할 수 있습니다. 그러나 양측성은 양쪽 전정신경에 문제가 생기다 보니 뇌로 정보가 전달되지 않아 뇌를 통한 보상작용이 어려워 어지럼증이 회복되지 않고 만성화됩니다.

양측성 전정신경부전증은 1940년대 후반에 결핵 치료를 위해 널리 사용되던 스트렙토마이신streptomycin이라는 항생제를 복용한 환자들이 심한 보행실조와 머리를 움직일 때 시력이 급격히 저하되는 증상이 발생하면서 알려졌습니다. 스트렙토마이신은 일부 약제에 민감한 환자에서 전정신경의 손상을 유발해 회복이 어려운 어지럼증을 일으켰던 것입니다. 양측성 전정신경 부전증은 일측성처럼 빙빙 도는 극심한 어지럼증보다는 심한 자세 불안과 동요시를 유발합니다. 일측성과 달리 정보가 뇌로 전달되지 않기 때문에 증상이 더욱 심하고 회복이 어렵습니다. 그러나 적절한 균형재활치료를 통해 증상을 개선시키고 일상의 장애를 극복할 수 있습니다.

메니에르병
- 고흐의 별이 빛나던 밤에 찾아온 어지럼증과 이명

　다음 그림은 빈센트 반 고흐^{Vincent van Gogh}의 대표작 <별이 빛나는 밤>입니다. 인상파 화가답게 초승달이 뜬 푸른 밤과 쏟아질 듯한 별빛을 자신만의 방식으로 역동적으로 표현했습니다. 그런데 밤하늘을 자세히 보면 하늘이 시계방향으로 돌고 있는 것처럼 보입니다. 인상파 화가들은 이전 시대의 화가들과 달리 사물을 최대한 실물과 비슷하게 그리는 방식에서 벗어나 찰나의 순간에 스쳐가는 느낌을 중요시했습니다.

　<별이 빛나는 밤>을 그리던 고흐의 느낌은 무엇이었을까요? 혹시 고흐는 하늘이 빙빙 돌고 달빛과 별빛이 흐려져 보이는 어

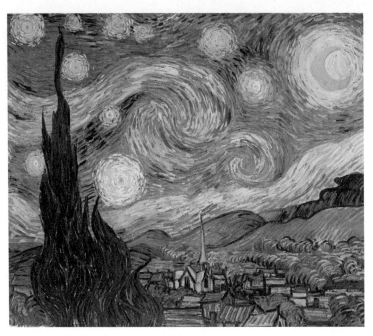

반 고흐, <별이 빛나는 밤>, 1889, 캔버스에 유채, 73.9×92.1cm, 뉴욕현대미술관

지럼증이 있었던 것은 아니었을까요? 혹시 고흐는 오른쪽으로 모든 사물이 소용돌이치는 현훈증과 오른쪽 귀의 견딜 수 없는 이명 때문에 자신의 오른쪽 귀를 잘라 버린 것은 아니었을까요? 만약 그렇다면 혹시 고흐는 메니에르병을 앓았던 것은 아니었을까요?

42세 여성인 시우 씨는 간간히 찾아오는 심한 어지럼증으로 2년 전부터 고통스러운 나날을 보내고 있었습니다. 두세 달에 한 번씩 어지럼증이 찾아와 그녀를 괴롭혔습니다. 어지럼증이 엄습할 때는 서너 시간 동안은 누워서 꼼짝할 수 없을 만큼 심했습니다. 작년부터는 어지럼증과 함께 오른쪽 귀가 먹먹하고 웅웅거리는 증상이 나타났고, 구토까지 밀려와서 매번 응급실에 실려 가 주사를 맞고서야 겨우 진정되었습니다. 하지만 증상이 회복되면 언제 그랬냐는 듯이 말짱해져 잊고 살기를 반복했습니다. 그러던 중 올해 들어서는 증상이 찾아오는 빈도가 늘고, 지속 기간도 길어졌습니다. 최근에는 운전하다가 증상이 나타나는 바람에 갓길에 차를 세워야 하는 아찔한 경험을 하기도 했습니다. 더 이상 무서워서 운전을 할 수 없었고 언제 찾아올지 모르는 어지럼증으로 외출하기도 두려워졌습니다.

"선생님, 제발 저 좀 살려 주세요. 전에는 어지럼증이 사라지면 기운은 없어도 상태가 정상적으로 돌아왔는데, 이젠 증상이 완전히 좋아지지도 않아요."

사실 운전자에게 급성 어지럼증이 닥치면 위험천만한 상황이 벌어질 수 있습니다. 언제 증상이 나타날지 몰라 두려움에 떠는 것은 어지럼증만큼이나 고통스러운 법이죠. 시우 씨가 어지러웠던 원인은 메니에르병Meniere's disease에 있었습니다. 고흐가 겪었을지도 모르고 시우 씨를 괴롭히는, 그 이름도 생소한 메니에르병이 어떤 병인지 하나씩 살펴보도록 하겠습니다.

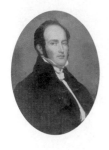

메니에르병의 정의

1861년 프랑스 출신 의사였던 메니에르 Prosper Meniere 는 반복적인 난청과 어지럼증을 호소하는 환자들을 관찰하다가 속귀의 이상이 원인일 가능성을 제시하였습니다. 그러나 메니에르 박사의 이러한 주장은 당시에는 별로 호응을 얻지 못했습니다. '귀는 청각을 담당하는 기관'이라는 당시의 한정된 지식으로는 속귀의 전정기관에 대한 정확한 이해가 부족했기 때문입니다. 이후 속귀의 전정기관이 균형에 중요한 부분임이 밝혀지면서, 그의 연구 성과를 기리기 위해 '메니에르병'이라고 명명하게 되었습니다.

메니에르병은 20~60대에 걸쳐 다양한 연령대에 발병하지만, 40대 전후에 가장 흔히 발생합니다. 또한 여성에게 좀 더 흔하게 발병되는 것으로 알려져 있습니다. 발병률은 인구 10만 명당 4.3~157명, 유병률은 10만 명당 17~218명으로, 연구마다 다양하게 보고되고 있습니다. 이렇게 발생률과 유병률에 대한 정보가 명확하지 않은 이유는 진단이 내려지기까지 경과 관찰 기간이 길고 진단 기준이 복잡하여 연구마다 기준점이 다르기 때문입니다.

메니에르병은 시우 씨의 사례에서처럼 청력 저하, 이명, 이충만감, 급성 어지럼증이 갑자기 발생했다가 호전되기를 반복하

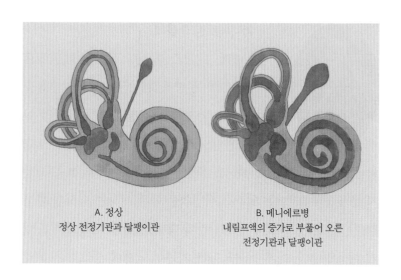

A. 정상
정상 전정기관과 달팽이관

B. 메니에르병
내림프액의 증가로 부풀어 오른
전정기관과 달팽이관

는 질환입니다. 그렇다면 메니에르병은 왜 생기는 걸까요?

속귀의 중요 구조물인 달팽이관(청력 담당)과 전정기관(균형 담당)
은 마치 물이 차 있는 고무풍선처럼 뇌척수액과 같은 성분의 내
림프액이 차 있습니다. 달팽이관과 전정기관은 서로 연결되어
있고 이 둘의 내부에서 내림프액이 순환하면서 영양분을 공급
하고 기관 안에서 발생하는 노폐물을 제거합니다. 내림프액은
하루에 일정한 양이 들어차고 또 일정한 양이 빠져나가면서 일
정한 압력을 유지합니다.

그런데 무슨 이유에서인지 이 내림프액의 균형이 무너져 속
귀 구조물 안에 내림프액의 양이 많아지면서 물을 많이 넣은 풍
선처럼 빵빵하게 부풀어오르게 되죠. 이렇게 내림프 공간이 빵
빵해지는 상태를 내림프수종endolymphatic hydrops이라고 부릅니다.

내림프액이 과도하게 분비되거나 반대로 흡수에 문제가 생겨 내림프수종이 생기면 달팽이관과 전정기관이 점점 부풀어 오르다가 파열되면서 급성 어지럼증과 청력 저하, 이명, 이충만감이 나타나게 됩니다. 이후 파열된 내림프막이 회복되면 증상은 사라지나, 근본적인 원인이 해결되지 않으면 내림프수종이 재발하여 증상이 반복됩니다. 반복되는 내림프의 파열로 생긴 증상을 메니에르병이라고 합니다. 원인을 명확하게 밝힐 수 없는 경우가 대부분이지만 속귀의 해부학적 이상, 바이러스 감염, 자가면역질환, 외상, 내분비대사 장애 등과 관련이 있을 것으로 보고 있습니다.

메니에르병의 증상

① 반복되는 발작적 어지럼증

메니에르병의 어지럼증은 매우 심한 현훈증과 균형장애로 나타납니다. 가장 전형적인 증상으로는 빙글빙글 도는 느낌, 뒤에서 잡아당기는 느낌, 땅이 올라오면서 쓰러지는 느낌, 주변이 갑자기 움직이는 느낌 등입니다. 보통 청각 증상이 선행되거나 동반되지만 초기에는 어지럼증만 반복되기도 합니다. 지속 시간과 강도는 사람에 따라 다양한데, 짧으면 30분에서 길면 수 시간까지 매우 강도가 강한 어지럼증이 이어집니다. 때로는 같은 환자가 재발성 어지럼증을 겪을 때마다 증상이 달라지기도 합니다.

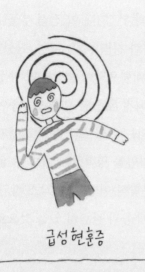

급성현훈증

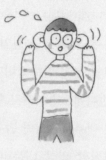

청력저하

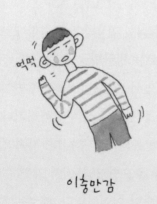

이충만감

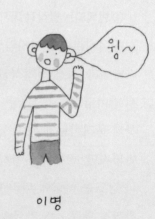

이명

메니에르병의 증상

급성 어지럼증 발작이 점차 줄어든 이후, 며칠간 흔들리는 느낌, 붕 떠 있는 느낌처럼 은근한 어지럼증이 지속되기도 하지만 대부분 회복됩니다.

메니에르병 환자 중에서 약 2%는 마치 땅이 꺼지는 듯한 느낌에 바닥으로 쓰러지는 경우가 있습니다. 이를 튜마킨이석발작Tumakin's otolith crisis이라고 합니다. 구형낭이나 난형낭의 이석기관이 갑작스럽게 자극되어 발생하는데, 바닥에 그대로 부딪혀 심한 외상을 입는 경우가 흔해 매우 위험합니다.

② 청각장애

메니에르병은 청력 관련 증상이 뚜렷하게 나타납니다. 청각장애의 증상은 매우 다양하며 어지럼증 전에, 혹은 동시에, 때에 따라서는 이후에 나타나기도 합니다.

가장 큰 특징은 갑작스러운 청력 저하인데, 고음성 난청을 동반하는 소음성 청각장애나 노인성 청각장애와는 달리 중저음성 난청이 발생합니다.

청력 저하와 함께 귀가 울리는 이명이 생기는데, 흔히 '삐-' 하는 고음이 아닌, 마치 옆에서 둥둥둥 북을 치는 것 같은 소리나 꿀벌이 귓전에서 날아다니는 것처럼 붕붕거리는 저음성 이명입니다. 청력 저하, 이명과 함께 속귀의 내림프 공간의 압력이 차오르면서 마치 귀에 물이 들어간 것처럼 먹먹함도 느낍니다.

메니에르병의 어지럼증과 청각장애는 초기에는 같이 나타나지 않고, 어지럼증만 반복되거나 청각장애만 반복되는 경우도 25%가량 됩니다. 이런 증상들이 발생했다가 회복되지만, 증상이 반복될수록 영구적으로 청력이 저하되거나 지속적인 어지럼증이 고착될 수도 있습니다. 전형적인 메니에르병은 한쪽 귀에서만 재발과 회복을 반복하는데, 10% 정도는 양측성으로 진행됩니다.

메니에르병의 진단과 치료

메니에르병의 증상은 매우 특징적이어서 진단이 쉬울 것 같지만 환자들의 상태는 의학 교과서의 설명처럼 명쾌하지만은 않습니다. 물론 교과서에 나와 있는 순서대로 증상을 먼저 이야기해 주는 환자도 있지만 막연한 증상으로 진단이 어려운 경우도 있고 이미 증상이 없어진 뒤에 어지럼증 클리닉을 찾아오는 환자도 많습니다. 그래서 초기 진단이 어려울 때가 종종 있습니다.

처음에 메니에르병이 의심되었으나 경과를 관찰한 이후 메니에르병이 아닌 것으로 판명되거나, 처음에는 전혀 의심하지 못했으나 나중에 메니에르병으로 진단되는 경우도 흔합니다. 더구나 메니에르병 환자는 전정편두통이나 이석증 등 다른 어지럼증을 유발하는 질환을 함께 앓기도 해서 진단에 혼선이 오기도 합니다. 또한 메니에르병은 과잉진단되는 어지럼증 원인 중에 하나이기도 합니다.

이명과 어지럼증이 모두 있다고 해서 다 메니에르병은 아닙니다. 이명의 원인과 어지럼증의 원인이 각각 다른데 두 가지 증상이 함께 있다고 해서 메니에르병으로 오진하는 경우가 많습니다.

메니에르병의 우선적인 치료 목표는 발작 빈도를 줄이고, 청력 손실을 예방하며, 양측성으로 진행되지 않도록 하는 것입니다. 극심한 어지럼증은 환자의 삶의 질을 현저히 떨어뜨리고 심리적 위축을 가져오며 대외 활동과 사회생활을 방해할 수 있습니다. 또한 메니에르병은 청력에 심각한 손상을 줄 수 있기에 적극적인 치료가 필요합니다. 메니에르병의 치료법은 식이요법과 생활 습관의 교정, 약물치료, 수술로 구분할 수 있습니다.

① 식이요법과 생활 습관의 교정

메니에르병의 발단이 되는 속귀의 내림프수종은 내림프액이 갑자기 많아지면서 생깁니다. 늦은 밤 라면을 끓여 먹고 자면 다음 날 아침 얼굴이 부어 있는 것을 경험해 본 적이 있지요? 과다한 염분 섭취는 내림프수종을 악화시키는 요인으로도 작용합니다. 시우 씨도 어지럼증 발작이 언제 생길지 몰라 노심초사했는데 곰곰이 되짚어 보니 음식을 짜게 먹거나 과식한 뒤라는 것을 알게 되었습니다.

소금은 우리 몸의 정상적인 기능을 위해 필요한 성분입니다.

하지만 우리가 평소 먹는 음식들은 따로 간을 하지 않아도 몸이 필요로 하는 나트륨을 충분히 포함하고 있습니다. 세계보건기구WHO에서 권장하는 일일 소금 섭취량은 최대 5g(1티스푼)까지입니다. 그러나 한국인은 권장량의 2배 정도를 섭취하는 것으로 조사되고 있습니다. 국이나 찌개 같은 국물 음식과 김치, 젓갈 등 짠 음식이 많다 보니 다른 나라 식단에 비해 소금 섭취가 많을 수밖에 없습니다.

메니에르병이라면 소금 섭취량을 최대한 줄여야 합니다. 물론 저염식이 쉽지는 않습니다. 하지만 메니에르병 환자에게는 세상이 뒤집히는 듯한 고통스러운 어지럼증보다는 맛이 덜해도 증상 재발을 막기 위해 저염식에 익숙해지는 것이 훨씬 낫습니다. 저염식 외에도 평소 고지방 음식 및 탄수화물 과다 섭취, 카페인, 수면 부족, 스트레스 등을 관리하고 개선하는 노력을 해야합니다. 충분한 수분 섭취도 중요합니다.

② 약물치료

메니에르병의 약물치료는 두 가지로 나누어 볼 수 있습니다.

첫 번째, 급성 발작이 생겼을 때 괴로운 증상을 최대한 빨리 가라앉히는 증상 완화 치료입니다. 이를 위해 전정진정제가 필요한데, 만약 구토가 심하면 먹는 약은 효과가 없기 때문에 병원에서 주사로 조절 받는 것이 효과적입니다.

두 번째, 증상이 재발한다면 속귀의 내림프수종을 안정시키

메니에르병의 치료	
식이요법	저염식, 저지방식, 수분 섭취, 카페인 금지
습관 교정	충분한 수면, 스트레스 관리
약물치료	급성기 치료: 진정제, 진토제 예방 치료: 이뇨제, 혈관확장제, 혈류개선제, 　　　　　스테로이드 등
수술 치료	내림프낭 감압술

기 위해 약물요법을 유지해야 합니다. 내림프낭 내의 압력을 줄여 줄 수 있는 이뇨제(히드로클로로티아지드hydrochlorothiazide, 스피로놀락톤spinoractone, 아세타졸아마이드acetazolamide 등)나 혈관확장제(플루나리진flunarizine, 베타히스틴betahistine, 니모디핀nimodipine 등), 혈류개선제(은행나무잎추출물ginkgo biloba 등)가 사용됩니다. 이 외에도 스테로이드 계열 약제를 선택적으로 사용할 수 있습니다.

때에 따라 먹는 약물 외에 귀의 고실(가운데 귀의 일부로 바깥귀와 속귀 사이에 있는 공간)로 약물을 주입하는 고실내주입술을 할 수도 있습니다.

③ 수술치료

메니에르병의 80~90%는 저염식을 잘 지키고 약물치료를 받으면 완치되거나 호전됩니다. 그러나 적극적인 치료에도 증상이 호전되지 않는다면 수술을 고려해 볼 수 있습니다. 최근 내림프낭 감압술endolymphatic sac decompression이 많이 시행됩니다. 이 수술로 내림프의 압력이 올라가는 것을 막을 수 있습니다.

시우 씨는 의사의 조언을 충실히 따랐습니다. 평소 국물요리를 즐겨 먹는 습관이 있었던 시우 씨는 처음에는 저염식에 상당히 애를 먹었습니다. 그래도 저염식으로 식단 조절을 꾸준히 하고 약물 복용도 꼼꼼히 한 결과, 상태가 많이 좋아져 치료를 시작하고 지금까지 반년 동안 어지럼증이 나타나지 않았습니다. "선생님, 저 정말 살 것 같아요." 그녀는 다시 운전할 수 있게 되었고 자연스럽게 일상으로 복귀할 수 있었습니다. 다만 청력은 오른쪽이 왼쪽보다 조금 떨어진 상태로 더 이상 나아지지 않았습니다. 더 빨리 진단받고 치료를 시작했다면 청력 손상도 막을 수 있었을 텐데 그 점은 두고두고 아쉽습니다.

앞반고리관피열증후군과 외림프누공
- 큰 소리만 나도 어지러워요

35세 여성인 서우 씨는 3년 전에 어지럼증이 찾아왔습니다.

처음에는 가끔씩 어지럽다가 곧바로 괜찮아져서 큰 문제로 여기지 않았다고 합니다.

"원인도 모르고 이따금씩 어지러워서 그냥 그러려니 했죠." 그러다 언제부턴가 서우 씨는 주변에 큰 소리가 났을 때 더 심하게 어지럽다는 사실을 알게 되었습니다. "하루는 다섯 살 난 아들이 시끄럽게 떠들고 소리를 지르니 갑자기 주변이 빙글빙글 도는 것처럼 어지럽더군요." 그러다 2년 전부터는 간간이 오른쪽 귀가 먹먹해지고 자신이 하는 말이 울리는 증상이 생겼습니다. "마치 동굴 속에서 소리를 지르는 것처럼 제 말이 웅웅 대며 들렸어요." 서우 씨는 점점 주변 소리에 민감해지고 생활 소음에도 예민하게 어지럼증이 생겨 점점 신경질이 나는 일이 잦아졌습니다. 언제부턴가 아이에게 자꾸 조용히 하라고 짜증만 내는 자신을 발견하게 되었습니다. 아들의 유치원 운동회에 갔다가 100미터 달리기 출발을 알리는 총소리에 너무 어지러워 쓰러진 뒤 뭔가 잘못되었다는 생각이 들어 어지럼증 클리닉을 찾았습니다.

서우 씨처럼 주변에서 아이들 고함소리나 문이 쾅 하고 닫히는 소리에 갑작스러운 어지럼증을 느끼거나, 기침을 할 때, 화장실에서 대변을 볼 때 순간적인 어지럼증이 생기는 분들도 있습니다.

'너무 예민한 거 아냐?'라고 여길 수도 있으나, 정작 당사자들은 현실에서 말 못 할 고통을 느끼고 있습니다. 스피커가 동원되는 대형 극장이나 공연장은 차치하고라도 사람들이 조금이라도 몰리는 공공장소는 아예 갈 엄두도 내지 못합니다. 버스나 지하철은 타 본 지 오래고 어쩔 수 없이 외출해야 할 때에는 귀마개를 할 때도 있습니다. 하지만 이런 사정을 알 수 없는 주변 사람들의 반응은 서우 씨를 더욱 우울하게 만들었습니다.

큰 소리를 들을 때 발생하는 어지럼증을 툴리오 현상^{Tullio phenomenon}이라고 하고, 손바닥으로 귀를 막거나 복압이 올라갈 때 어지럼증이 발생하는 경우를 엔느베르 징후^{Hernnebert's sign}라고 합니다.

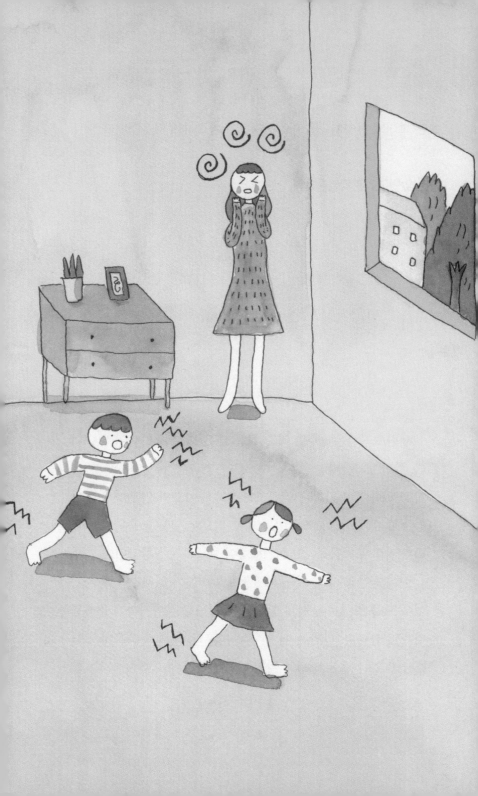

큰 소리나 압력의 상승이 어지럼증을 유발하는 이유는 속귀에 구조적인 문제가 생겨 소리나 압력 에너지가 균형을 담당하는 속귀의 전정기관을 비정상적으로 자극하기 때문입니다.

앞반고리관피열증후군

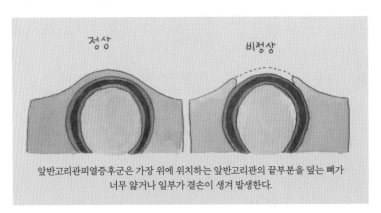

앞반고리관피열증후군은 가장 위에 위치하는 앞반고리관의 끝부분을 덮는 뼈가 너무 얇거나 일부가 결손이 생겨 발생한다.

세반고리관은 골미로라고 하는 얇은 뼈로 둘러싸여 있습니다. 앞반고리관피열증후군superior semicircular canal dehiscence syndrome은 가장 위쪽에 위치하는 앞반고리관의 골미로의 일부가 얇거나 결손이 생겨 앞반고리관이 골미로 밖으로 일부 노출되면서 소리나 압력에 민감해지고 어지럼증이 발생하는 질환입니다.

이 질환은 비교적 최근에 실체가 알려지기도 했지만, 환자가 매우 드물기 때문에 전체 인구 대비 발병률은 아직까지 조사된 바가 없습니다. 다만 부검 연구에 따르면, 사체 측두골에서 약 0.4~0.5% 비율로 해당 부위의 피열이 관찰되고, 결손까지는 아니더라도 중두개와 닿는 앞반고리관의 두께가 0.1mm 이하로 매우 얇은 경우가 1.4%나 된다는 사실이 밝혀져 이 중 일부가 이 질환으로 고생하지 않았을까 추정하고 있습니다.

앞반고리관피열증후군 환자들은 외부에서 소음이나 큰 소리를 들었을 때 갑작스럽게 어지럼증을 느끼며 소리에도 매우 민감해집니다. 주로 큰 소리로 인해 어지럼증이 발생하지만 귀에 압력을 주거나 기침, 무거운 물건을 드는 동작 등 복압이 높아지는 경우에도 비슷한 증상이 발생할 수 있습니다. 간혹 시야 떨림 증상을 호소하기도 하는데 갑작스러운 큰 소리로 어지럼증과 안진이 유발되어 발생하는 것입니다.

주변에서 아이들이 떠들고 있거나 핸드폰이 시끄럽게 울릴 때, 어지럼증과 함께 종종 시야가 떨리기도 합니다. 또 자신의 목소리가 마치 동굴 안에서 이야기하는 것처럼 울리거나 자신의 심장 뛰는 소리가 들리는 등 소리에 매우 민감해집니다.

결손 부위를 수술로 교정하면 어지럼증을 치료할 수 있지만 모든 환자에게 수술이 필요한 것은 아닙니다. 대부분의 환자들은 일상의 경험을 통해 증상을 유발하는 소리 자극들을 이미 알고 있습니다. 따라서 이를 회피하는 훈련을 통해 어느 정도 증상을 막을 수 있습니다. 생활에서 갑작스러운 소리나 불필요한 소음을 미리 예방할 수 있고 증상이 심하지 않다면 수술이 필수적이지는 않습니다.

외림프누공

외림프누공perilymph fistula 은 속귀의 막성미로에 구멍이 뚫려서 림프액이 누출되는 상태를 말합니다. 속귀의 염증이나 번지점프, 스쿠버다이빙, 무리한 웨이트 운동 등 신체가 갑작스러운 압력 변화를 겪었을 때 구멍이 생길 수 있습니다. 큰 소리에 노출될 때 어지럼증이 빈발하고, 특히 압력을 가하거나 힘을 주어 무언가를 들어올릴 때 어지럼증이 나타납니다.

뚫린 부위(누공)가 확실하고 증상이 심할 때는 누공폐쇄술을 통해 치료할 수 있으나, 문제 부위를 확인하기가 쉽지 않은 경우가 많습니다.

지금까지 말초전정성 어지럼증에 대해서 살펴보았습니다. 많은 어지럼증에 대해 설명했지만 아직 모든 어지럼증을 다룬 것은 아닙니다. 중추성 어지럼증과 말초전정성 어지럼증에 속하지 않는 다른 형태의 어지럼증도 많기 때문입니다. 종류도 너무 많아서 더 어지러우시죠? 자, 조금만 더 나아가 보시죠. 끝이 보입니다.

이것만은 꼭 기억해요

◆ 양성돌발두위현훈(이석증)은 난형낭의 약해진 이석이 설탕가루처럼 떨어져 세반고리관으로 들어가면서 발생한다. 걸어 다닐 때보다는 누워서 자세를 바꿀 때 잘 발생한다. 정확하게 진단하면 이석정복술을 통해 효과적으로 치료할 수 있다.

◆ 급성 전정신경염은 균형을 조절하는 8번 뇌신경의 일부인 전정신경의 기능 마비로 인해 발생한다. 적극적인 균형재활치료를 통해 회복하는 것이 가장 효과적이다.

◆ 메니에르병은 속귀의 전정기관과 달팽이관 내의 내림프액이 증가하면서 발생한 압력의 증가로 인해 심한 현훈증, 청력 장애, 귀 먹먹함, 이명 등의 증상이 생긴다. 증상은 반복되며 악화되면 청력 소실과 만성적 어지럼증이 고착된다. 저염식, 약물치료가 필요하며, 경우에 따라 수술을 통해 치료할 수 있다.

◆ 앞반고리관피열증후군과 외림프누공이 있는 경우 큰 소리가 나거나 귀에 압력을 줄 때 갑작스러운 어지럼증이 발생한다.

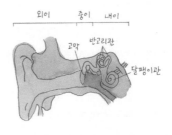

5장

어지럼증을 유발하는 다양한 질환
- 균형은 뇌와 귀로만 유지되지 않는다

지금까지 뇌와 관련된 중추성 어지럼증과 귀와 관련된 말초전정성 어지럼증에 대해서 살펴보았습니다. 3장과 4장에서 중추성, 말초전정계의 이상으로 인한 다양한 어지럼증의 원인에 대해서 설명했지만, 어지럼증의 원인은 '뇌 문제다' '귀 문제다'라고 단순하게 양분할 수 없습니다. 특히 갑자기 발생한 급성 어지럼증이 아닌 만성적으로 지속되거나 재발하는 어지럼증의 경우 이런 식의 이분법은 통하지 않을 때가 더 많습니다.

우리 몸은 마음과 분리해서 생각할 수 없으므로 다양한 심리적인 문제도 어지럼증을 유발할 수 있습니다.

또한 균형감각을 유지하기 위해서는 뇌와 귀의 정상적인 기능도 중요하지만 그 외에도 심리적인 문제, 근골격계 질환, 외상, 먹는 약, 내과적 질환 같은 여러 요인도 중요합니다. 얼핏 어지럼증과는 전혀 연관이 없을 것 같은 이런 질병이나 상황들이 어지럼증을 유발하거나 악화시킬 수 있기 때문입니다.

5장에서는 중추성과 말초전정성으로 구분할 수 없는 어지럼증의 다양한 원인질환에 대해서 알아보도록 하겠습니다.

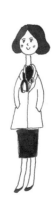

심인성 어지럼증
- 예민함의 역습

35세 남성인 영우 씨는 예민한 사람이었습니다. 20대부터 작은 자극이나 스트레스에도 불안하고 짜증이 났죠. 인간관계나 직장 생활에서도 상처를 잘 받고 금세 우울감에 빠지는 스타일이었습니다. 그럴 때마다 소심하고 예민한 자신의 성격을 탓했지만 특별히 큰 문제라고 생각하지는 않았습니다.

그런데 2년 전에 이직한 새로운 직장에서 까다로운 상사를 만나면서 특별한 일이 없는데도 가슴이 두근거리고 불안감이 찾아와 밤에 잠을 자지 못하는 증상이 반복되었습니다.

한 달 전에는 사람이 붐비던 대형 마트에서 갑자기 어지럼증을 느끼며 호흡 곤란과 불안 증상이 생겨 바로 집으로 돌아왔습니다. 그날 이후 지하철역이나 직장에서도 비슷한 증상이 반복되었습니다. 급기야 어느 날 퇴근길에 지하철 역에서 심한 어지럼증과 호흡곤란으로 쓰러져 응급실에 실려 갔습니다.

전체 인류의 15~20% 정도는 보통 사람들보다 예민하다고 합니다. 진화심리학적으로 이런 예민한 성향은 생존에 유리한 조건이었습니다. 수렵과 채집으로 생활하던 구석기 시대 인류는 날씨의 변화, 냄새나 온도 등의 환경 변화나 소리에 예민하면, 사냥감을 찾거나 위협적인 주변 상황을 잘 파악해 생존 가능성이 더 높았을 것입니다. 하지만 생존력을 높이는 강점이었던 예민함은 다양한 자극, 스트레스, 정보가 넘쳐나는 현대사회에서 오히려 예상치 못했던 온갖 문제들을 일으키고 있습니다. 심인성 어지럼증psychogenic dizziness이 그 대표적인 문제입니다.

심인성 어지럼증의 정의

오랜 시간 동안 어지럼증 환자를 진료하면서 신경과 환자뿐 아니라 정신과 환자들도 유난히 어지럽다는 호소를 많이 한다는 것을 알게 되었습니다. 특히 공황장애, 광장공포증, 불안신경증 같은 정신과적 질환이 있는 분들이 어지럼증을 심하게 호소합니다.

일반적으로 '심인성'이라는 단어가 앞에 붙으면 기질적 이상

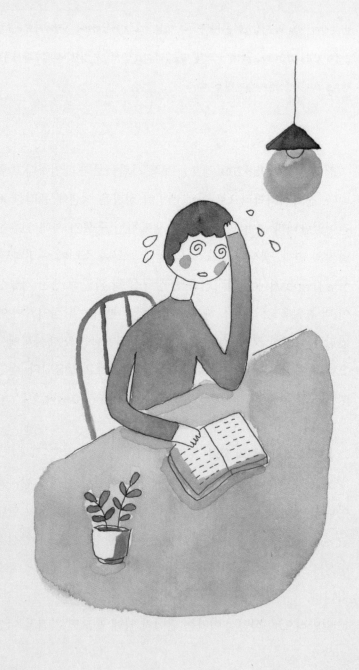

없이 마음의 문제로 발생하는 증상과 질환이라는 의미입니다. 즉 '실제로는 어지러울 이유가 없는데 정신적인 문제 때문에 어지럽다고 느끼는 것'이죠. 하지만 어지럼증에 있어서 '심인성'이라는 단어의 의미는 그렇게 단순하지가 않습니다.

흥미로운 점은 이런 정신적 문제와 어지럼증을 호소하는 환자들을 상대로 균형기능을 평가하는 검사를 시행한 경우, 객관적인 이상 소견이 많게는 70%까지 확인되었습니다. 이런 연구 결과는 무엇을 의미하는 것일까요? 단순히 정신적 문제의 증상으로 어지럼증을 호소한다고 생각했으나 실제는 전정신경계 기능의 이상과 정신적인 문제가 복잡하게 연계되어 있다는 것입니다.

하지만 심인성 어지럼증으로 고생하는 환자들은 오랜 시간 동안 여러 병원을 전전하면서 온갖 검사를 받고도 정확한 진단을 받지 못하고 적절한 치료를 받지 못하는 경우가 많습니다. 결국 "정신과 가 보세요" "스트레스성이에요"라는 의사의 말을 듣고 좌절하기도 합니다. '어지러울 뿐인데 나보고 제정신이 아니라고 하는구나'라고 낙담하는 환자들도 있습니다.

문제는 심인성 어지럼증이 매우 흔하다는 것입니다. 진단 기준에 따라 유병률은 크게 달라지지만, 일반적으로 전체 어지럼증 환자의 20~50%까지 심인성 어지럼증의 범주로 보고 있습니다.

그렇다면 이렇게 많은 환자가 전부 우울증이나 불안신경증 같은 정신적인 문제로 어지럽다는 걸까요? 불안증이나 우울증만 치료하면 어지럼증도 좋아질까요? 당연히 그렇지 않습니다. 심인성 어지럼증을 앓는 많은 환자가 단순히 정신적인 문제로만 어지러운 것이 아니기 때문에 정신과적 치료만으로는 호전되기가 어렵습니다.

심인성 어지럼증의 종류

심인성 어지럼증은 크게 세 가지로 분류할 수 있습니다.

심인성 어지럼증의 종류

1. 정신적 문제로 인한 경우
2. 어지럼증으로 인해 이차적으로 심리적인 문제가 발생한 경우
3. 기질적 어지럼증과 정신적 문제가 연관된 경우

① 정신적 문제로 인한 경우

가장 좁은 의미에서의 '심인성 어지럼증'은 기질적인 질환 없이 심리적인 요인에 의해 어지럼증, 혹은 정신과적인 증상의 일부로서 나타나는 어지럼증을 말합니다. 즉 심리적인 문제가 어지럼증의 직접적인 원인이 되는 경우입니다. 불안신경증, 공황장애, 과호흡증후군, 우울증, 신체화증후군(내과적 이상이 없는데도 다양한 신체적 증상을 반복적으로 호소하는 상태) 등이 대표적이며, 어지럼증

이외에도 불면증, 호흡곤란, 피로감, 소화장애 등의 문제를 호소합니다.

② 어지럼증으로 인해 이차적으로 심리적인 문제가 발생한 경우

해결되지 않는 어지럼증으로 인해 이차적으로 심리적인 문제가 발생한 경우입니다. 단발성으로 생기는 급성 어지럼증보다 만성 어지럼증에서 더 흔하며, 어지럼증 클리닉을 찾는 심인성 환자에게서 가장 흔히 볼 수 있습니다. 이 유형의 환자들은 원래 정신적인 문제가 전혀 없는 상태에서 다른 원인에 의해 생긴 어지럼증이 해결되지 않고 지속되면서, 이차적으로 불안감과 우울감이 생긴 경우입니다. 문제는 이 심리적인 불안감과 우울감이 어지럼증을 더욱 악화시키는 악순환을 만든다는 것입니다.

③ 기질적 어지럼증과 정신적 문제가 연관된 경우

이 유형은 최근에서야 그 개념이 정립되었습니다. 일차적으로 기질적 원인에 의한 어지럼증(예를 들면 이석증, 전정신경염, 전정편두통 등)이 발생한 이후, 원인질환이 해결되고 나서도 정신심리적인 문제로 인해 어지럼증이 지속되는 경우를 말합니다. 어지럼증은 처음과는 다른 양상으로 만성화되는 경과를 보입니다. 잠시 후 살펴볼 지속적 체위-지각 어지럼이 가장 대표적인 질환입니다.

심인성 어지럼증을 이렇게 복잡하게 나누는 이유는 같은 어지럼증과 불안감, 우울감을 호소하는 환자라고 해도 치료가 전혀 달라지기 때문입니다. ①번 유형의 경우는 어지럼증보다는 정신적인 문제가 주된 문제여서 어지럼증 치료보다는 정신건강에 대한 치료가 더 중요합니다. 영우 씨가 전형적인 케이스로, 불안신경증에 의한 어지럼증을 보여 주고 있습니다. 영우 씨는 정신과적 치료를 받으면서 불안증뿐 아니라 어지럼증과 관련된 모든 증상이 호전되었습니다.

반면에 ②번 유형은 어지럼증의 원인을 먼저 파악하고 해결해야 합니다. 어지럼증이 해결되면 정신적인 문제는 자연히 해결될 수 있기 때문입니다. 만약 ②번 유형의 환자를 정신과적 치료만 하면 증상은 더욱 악화될 수 밖에 없습니다.

심인성 어지럼증의 증상과 진단

심인성 어지럼증은 원인에 따라 증상이 다양하지만 일반적인 특징은 다음과 같습니다. 빙빙 도는 급성 현훈증보다 머리가 맑지 않고 붕 떠 있는 느낌의 어지럼증이 흔합니다. 걸을 때 어질어질하고 중심을 잃을 것 같지만 실제로 넘어지는 일은 별로 없습니다. 그러나 일상생활이 어려울 정도로 심한 어지럼증을 지속적으로 호소하기도 합니다. 청력과 관련된 증상이 동반되는 경우는 드물고 오심과 구토 증상을 호소하는 경우도 거의 없습니다. 대개는 증상이 모호하고 불분명하며 환자들도 자신의 증상을 표현하기 힘들어합니다. 때로 과호흡으로 어지럼증이 유발되는 경우가 있고, 공황장애나 호흡곤란, 이유 없이 식은땀이

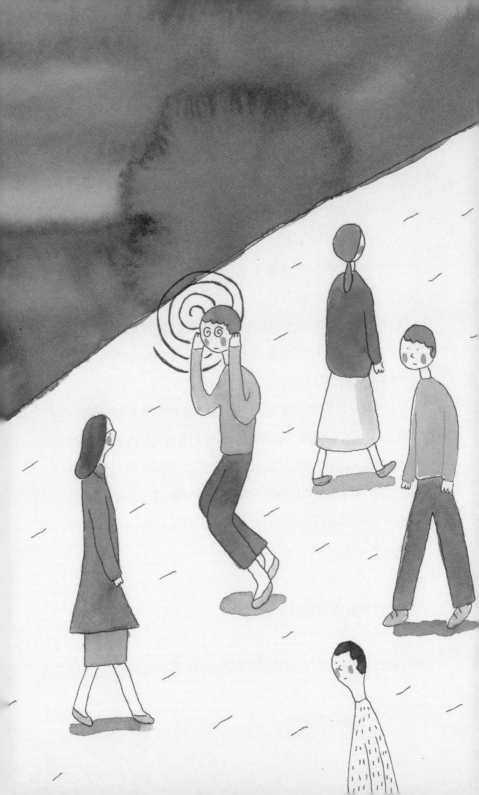

나고 가슴이 두근거리기도 합니다.

저는 어지럼증 클리닉을 찾아온 환자들에게 심인성 어지럼증 진단을 내리는 데 신중합니다. 이러한 증상을 보이는 환자를 대할 때 가장 조심스러운 것은 "정신적 문제 때문에 어지러운 겁니다" 혹은 "스트레스 때문이에요"라고 말하는 것입니다.

어지럼증 클리닉을 찾는 심인성 어지럼증 환자들은 이미 여러 병원에서 검사와 치료를 받았으나 문제가 해결이 되지 않아 찾아오는 경우가 많습니다.

"어지러워서 MRI도 찍어 봤는데 정상이라고 하고, 복잡한 검사도 여러 번 했는데 귀에도 문제가 없다고 했어요. 이상이 없는데도 계속 어지러워요."

"저는 어지러울 뿐인데 왜 자꾸 정신과를 가라고 하는 거죠?"

심인성 어지럼증을 진단하기에 앞서 기질적인 이상이 있는지를 확인하는 과정은 중요합니다. 그리고 그 환자의 심인성 어지럼증의 문제가 세 가지 중에 어떤 유형인지를 세심하게 따져 진단하는 것도 중요합니다. 그래야 환자를 괴롭혀 온 오래된 문제를 해결할 수 있기 때문입니다.

지속적 체위-지각 어지럼

45세 여성인 최우 씨는 3년간 지속되는 어지럼증으로 고생하고 있었습니다.

희우 씨는 어지럼증이 시작된 날을 아직도 또렷하게 기억했습니다. 평소 편두통이 간간이 있었으나 별다른 건강상의 문제는 없었는데, 3년 전 냉장고 문에 실수로 부딪히고 이틀 뒤부터 아침마다 빙빙 도는 어지럼증이 생겼습니다. 집 근처 이비인후과에서 검사한 결과 이석증이라고 진단받았고 치료 이후에 어지럼증은 좋아졌습니다.

그런데 빙빙 도는 심한 어지럼증은 없어졌으나 걷거나 고개를 돌리거나 움직임이 많아지면 약한 어지럼증이 지속되었습니다. 이비인후과에서는 이석증은 이제 더 이상 보이지 않고 잔 어지럼증이 남아 있지만 곧 나아질 거라고 했습니다. 하지만 시간이 지나도 증상은 좋아지지 않았습니다. 어지럼증이 심해질 때면 진땀이 나고 불안감이 엄습해 왔습니다. 스트레스를 받거나 몸이 힘들 때면 어지럼증이 더 심해졌고 불면증과 우울감으로 체력이 점차 떨어졌습니다.

대학병원에서 MRI 검사까지 받았으나 역시 이상이 없었으며, 결국에는 정신과 치료를 권유 받았습니다. 정신과에서 불안장애라는 진단을 받고 약을 먹었지만 정신이 몽롱하고 더 어지러워져 일주일 만에 중단할 수밖에 없었습니다.

희우 씨의 사례처럼 지속적 체위-지각 어지럼persistent postural-perceptual dizziness, PPPD, 3PD 환자들은 병력 기간이 깁니다. 그들의 공통점은 계속 어지러운데 검사 결과에 이상이 없고, 결국 정신적인 문제라고 진단되어 정신과를 다녔으나 치료가 성공적이지 못했다는 것입니다. 이런 상황으로 어지럼증 클리닉을 방문하는 환자들이 매우 많습니다.

지속적 체위-지각 어지럼이라는 생소한 이름의 질환은 환자뿐 아니라 의사들에게도 익숙하지 않습니다. 만성 어지럼증 환자의 상당 부분이 이 질환을 앓습니다. 이 환자들은 다소 성격이 예민하고 반드시 그런 것은 아니지만 편두통 병력이 있는 경우가 흔하며 이전에는 어지럼증으로 고생한 적이 거의 없었습니다. 대체로 어느날 이석증, 메니에르병, 전정신경염 등과 같은 심한 어지럼증을 경험하게 되고, 원인질환이 다 치료되었으나 이후에도 지속적인 어지럼증을 호소합니다. 어지럼증 양상도 달라집니다. 희우 씨처럼 처음에는 누워 있을 때 빙빙 도는 어지럼증을 경험하지만 이후에는 움직일 때 어쩔어쩔하고 특히 시각적으로 복잡한 곳에 가면 더 심하게 어지럽습니다. 대개 심리적으로 예민한 성향이라서 어지럼증이 지속된 결과, 불안증, 우울증 등 같은 정신적인 문제도 동반됩니다.

지속적 체위-지각 어지럼은 심리적 문제가 우선인 ①번 유형과도 다르고, 어지럼증 유발 질환이 우선인 ②번 유형과도 다릅니다. 지속적 체위-지각 어지럼은 초기 원인에 의한 어지럼증을 느끼면서 자신의 체위조절체계postural control system가 재적응에 실패하면서 생깁니다. 원래 예민하고 꼼꼼한 성향의 환자(심하면 강박증으로 발전)가 원래 질환은 회복되었으나 뇌의 균형 조절 부위의 세팅이 잘못되어 어지럽지 않은 자극을 어지럽다고 과해석하게 됩니다. 결국 이후에는 예전과 다르게 일상적인 생활에서 오는 움직임으로도 어지럼증을 느끼는 상태가 됩니다.

지속적 체위-지각 어지럼을 치료하기 위해서는 우선 환자에게 증상이 지속되는 이유를 잘 설명하고 이해시키는 것이 중요합니다. 단순히 스트레스나 정신적인 문제로 어지러운 것이 아니라는 것을 알게 되면 환자들은 무척 기뻐합니다. 이제야 답을 찾았음에 안도하고 위로를 받습니다.

가장 중요한 치료는 과민해진 뇌신경이 다시 정상적으로 자극을 해석하고 조절할 수 있도록 하는 것입니다. 이 과정에서 가장 중요한 치료가 바로 균형재활치료입니다. 올바른 진단과 함께 적절한 균형재활치료를 수행하면 오래된 어지럼증에서 벗어날 수 있습니다.

자율신경계 이상으로 인한 어지럼증
- 앉았다 일어나면 핑 돌아요

68세 남성인 근우 씨는 10년간 당뇨병을 앓았고 평소 고혈압도 있어서 약을 복용하고 있었습니다. 3년 전부터 대중목욕탕에 가면 종종 어지럼증을 느꼈습니다. 주로 온탕이나 열탕에 앉아 있다가 일어서서 탕 밖으로 나올 때 현기증을 느꼈고, 심할 때는 눈앞이 아득해서 보이지 않았습니다. 간간이 있는 이런 어지럼증이 힘들기는 했지만 보통 1분 이내로 회복되었기 때문에 크게 신경 쓰지 않았습니다.

그러나 6개월 전부터는 증상이 악화되더니 목욕탕뿐 아니라 집에서도 앉았다 일어나거나 밤에 화장실에 가려고 침상에서 일어날 때 아득한 어지럼증이 나타나기 시작했습니다. 급기야 화장실에 가려고 일어나다가 어지럼증을 느끼면서 의식을 잃고 쓰러지는 일이 발생했습니다. 혹시 저혈당인가 의심스러워 검사를 진행했으나 혈당은 정상이었고 빈혈도 없었습니다.

"앉았다 일어날 때 핑 하고 어지러웠어요."

"일어날 때마다 빈혈이 있어요."

이런 불편함을 말하는 환자들이 많습니다. 빈혈이 있다는 자가진단이 따라붙기도 합니다.

근우 씨의 어지럼증은 일시적으로 뇌 혈류가 감소해서 생긴 것이었습니다. 일반적으로 뇌 혈류량이 6초 이상 감소되면 누구라도 어지럼증과 일시적인 의식 상실이 일어날 수 있습니다. 이렇게 뇌 혈류량이 갑자기 줄어드는 상태는 여러 원인에 의해서 초래될 수 있지만 일시적인 뇌 혈류의 감소로 인한 어지럼증은 생각보다 흔히 발생할 수 있습니다.

기립불내증orthostatic intolerance이란 누워 있다가 혹은 앉아 있다가 일어설 때(기립) 여러 가지 증상이 나타나는 현상입니다. 기립불내증의 가장 흔한 증상이 어지럼증(90%)이기 때문에 기립어지럼증이라고 불러도 무방합니다. 기립어지럼증은 뇌 혈류를 유지하는 데 중요한 역할을 담당하는 자율신경계가 일시적으로 제 기능을 못하면서 발생합니다. 그러므로 기립어지럼증을 이해하기 위해서는 우선 자율신경계가 어떻게 작동하는지 알아야 합니다.

자율신경계가 하는 일

인류는 180만 년 전부터 직립보행으로 진화의 방향을 선택했습니다. 두 발로 서면 중력에 의해서 다리로 피가 몰리고 심장보다 위에 있는 뇌는 혈액을 공급받기가 어려워집니다. 결국 서 있는 자세 혹은 누웠다 일어서는 자세는 뇌 혈류를 감소시킵니다. 뇌 혈류가 일정 정도 감소되면 어지럼증을 비롯한 다양한 증상이 생깁니다. 하지만 이런 일은 대다수의 정상적인 사람에게서는 일어나지 않습니다. 왜냐하면 직립 상태에서도 뇌 혈류를 유지하도록 하는 장치가 우리 몸에 있기 때문입니다. 바로 자율신경계autonomic nervous system입니다.

태어나기 전부터 뛰기 시작해 한 번도 멈춘 적이 없는 심장, 음식을 먹으면 알아서 소화시켜 에너지로 바꿔 주는 위장, 몸 상태에 맞게 변화하는 혈압 등 우리 몸을 정상적으로 유지하기 위해 작동하는 이 복잡한 과정들은 우리 의지와는 무관하게 자율신경계를 통해 유지되고 있습니다. 평소에는 전혀 의식하지 못하지만 만약 자율신경계에 조금이라도 이상이 생기면 기립어지럼증처럼 예상치 못한 증상들이 나타납니다.

자율신경계는 크게 교감신경계와 부교감신경계로 나뉩니다. 대부분의 신체 장기는 교감신경계와 부교감신경계가 같이 분포하여 외부 조건의 변화에 따라 상호 길항적拮抗的으로 작동합니다. 먼저 교감신경계는 위협에 맞닥뜨리거나 스트레스를 받았을 때 신체를 보호하는 응급 기능에 관여하고 환경의 변화에 적절하게 대응하도록 조절합니다. 반면 교감신경과는 정반대로 작용하는 부교감신경계는 몸은 에너지 소모를 줄이고, 먹은 것을 천천히 소화시키면서 몸에 영양분을 비축하는 역할을 하게 됩니다.

갑자기 길을 가다 막다른 골목에서 강도를 만나면 교감신경계가 총동원됩니다. 동공이 확장되어 시야가 넓어지고 빠른 호흡으로 최대한 산소를 많이 흡입하고 심장이 쿵쾅거리면서 온몸에 혈액을 보냅니다. 또한 소화는 당장 급한 일이 아니므로 장기능은 일단 중지, 소변도 최대한 참도록 방광을 이완시킵니다. 그리고 냅다 뛰는 거죠. 생존을 위한 일사불란한 교감신경계의 작용입니다.

이에 비해 햇볕 좋은 해변 백사장에 편안하게 누워 쉬고 있다면, 이번에는 부교감신경이 나서 몸을 편안한 상태로 만들어 줍

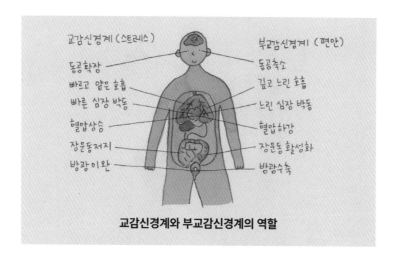

교감신경계와 부교감신경계의 역할

니다. 물론 우리는 자율신경에게 이래라 저래라 할 필요가 없습니다. 다 알아서 하니까요.

기립어지럼증의 증상과 종류

자율신경계가 담당하는 중요한 기능 중 하나는 우리가 어떤 자세로 있든지 혈압을 일정하게 유지하여 뇌를 포함한 모든 장기에 혈액이 적절히 배분되도록 조정하는 일입니다. 특히 서 있는 자세에서 뇌 혈류를 유지하기 위해서는 혈압과 심박출량을 일정하게 유지하는 것이 매우 중요합니다.

여러 가지 이유로 자율신경계의 기능이 저하되면, 서 있을 때 적절한 뇌 혈류량을 유지하지 못하게 됩니다. 이 상태가 지속되면 뇌 혈류량이 줄면서 어지럼증을 느끼게 되는 것입니다.

기립어지럼증의 증상은 다양하게 나타납니다. 뇌 혈류의 감

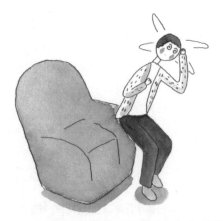

기립어지럼증은 오래 앉아 있다가 일어나면 머리가 핑 도는 증상이다.

소가 경미하면 별 증상이 없지만 심해지면 어지럼증뿐만 아니라 눈앞이 캄캄해지기도 합니다. 뇌 혈류가 줄어들어 안구 혈류에도 영향을 미치기 때문인데, 더 심해지면 정신을 잃고 쓰러지게 됩니다. 쓰러지면 어떻게 될까요? 보통 쓰러지면서 바닥에 눕거나 엎드리는 자세가 되기 때문에 뇌 혈류량이 회복되어 금방 의식이 돌아오게 됩니다.

누웠다 일어날 때도 기립어지럼증이 발생하는데 이런 경우 이석증 어지럼증과 감별하기가 어렵습니다. 그러나 이석증은 누워 있을 때도 어지럽지만 기립어지럼증은 누워 있을 때는 뇌 혈류가 유지되어 어지럽지 않다는 것이 중요한 감별점입니다.

기립어지럼증은 뇌 혈류 감소를 일으키는 원인에 따라 크게 세 가지로 나눌 수 있습니다.

첫째, 기립성 저혈압 혹은 기립성 빈맥에 의한 어지럼증과 실신입니다. 기립 자세에서 혈압을 일정하게 유지하지 못하고 저혈압이 발생하거나 심장 박동이 너무 빨라 결과적으로 뇌 혈류의 감소를 유발합니다.

둘째, 반사성 기립어지럼증과 실신입니다. 간혹 혈액검사를 하기 위해 피를 뽑다가 기절하는 분들이 있습니다. 건강한 사람에게서도 종종 발생할 수 있습니다. 이런 상황은 혈압 조절 기능의 장애로 생깁니다. 순간적으로 정서적, 신체적으로 긴장을 하면 자율신경의 혈압 조절 기능에 문제가 생깁니다. 그러면 심장이 느려지고(서맥) 혈관이 확장하면서 어지럼증을 느끼거나 실신

하게 됩니다. 때로는 대소변을 보거나 기침을 하다가 실신하기
도 합니다. 이를 상황 실신situational syncope이라고 합니다.

셋째, 심장성 기립어지럼증과 실신입니다. 심장 박동이 너무
빠르거나 느리거나 혹은 불규칙한 부정맥이나 심장의 구조적
이상으로 인해 심박출량이 줄면서 생깁니다.

그중에서 기립성 저혈압과 빈맥에 의한 어지럼증이 가장 흔
합니다. 기립성 저혈압의 원인은 크게 세 가지로 구분합니다. 신
경성 질환, 비신경성 질환, 약물입니다. 신경성 질환이 가장 대
표적인데 중추 혹은 말초 자율신경계 이상으로 생깁니다. 중추
성은 다계통성위축증이나 파킨슨병 같은 신경퇴행성 질환에서
흔히 보이며, 말초성은 당뇨병성 신경염, 길랑-바레증후군Guillain-
Barre syndrome, 알코올 남용으로 인한 신경염 등에서 흔히 볼 수 있
습니다. 반면 비신경성 질환으로는 탈수나 출혈로 인해 혈압이
유지되지 못해서 발생하기도 합니다.

약물에 의한 기립성 저혈압은 간과하기 쉬운 원인입니다. 여

기립성 저혈압의 원인		
신경성 질환	비신경성 질환	약물 유발성
당뇨병성 말초신경염 길랑-바레증후군 자율신경부전증 파킨슨증후군 알코올성 신경염	심장 질환 신장 질환 탈수증 출혈로 인한 혈액량의 감소	고혈압 치료제 전립선 치료제 정신과 약물의 일부 파킨슨병 치료제

러 가지 다양한 약제들이 기립성 저혈압을 유발할 수 있습니다. 건우 씨는 당뇨병성 신경염으로 생긴 자율신경 장애가 전립선 약물로 인해 악화된 경우였습니다.

기립성 저혈압 외에 기립빈맥증후군postural orthostatic tachycardia syndrome도 기립어지럼증에 포함되는 흔한 질환입니다. 흔히 줄여서 POTS라고 하죠. 빈맥은 맥박이 정상 범위를 넘어서 매우 빠르게 뛰는 현상을 말하는데, 혈압 변화가 없는데도 서 있을 때 맥박이 10분 이내 30회 이상(소아의 경우 40회) 증가하거나 분당 120회 이상으로 빨라지는 증상을 보입니다. 심장이 너무 빨리 뛰어 심장이 혈액으로 충분히 채워지지 못하는 상태에서 수축만을 반복해 심장에서 나오는 혈액의 양이 줄어들게 됩니다. 그러면 뇌로 가는 혈류가 대폭 감소하고 그 결과 기립성 저혈압과 유사한 어지럼증이 발생하는 것입니다. 보통 15~50세 사이에서 빈발하고, 여성이 남성보다 다섯 배 많은 것으로 알려져 있습니다.

기립어지럼증의 치료

기립어지럼증을 치료할 때 중요한 것은 뇌 혈류가 갑자기 감소하지 않도록 주의하는 것입니다.

무엇보다 물을 자주 마시는 것이 좋습니다. 기립어지럼증은 식사를 거르거나 탈수가 되었을 때 증상이 심해지는 경향이 있습니다. 따라서 평소 충분히 수분을 채워 몸의 전체적인 체액량을 유지하는 것이 중요합니다. 물은 조금씩 자주 마시는 것보다

는 활동 전에 한꺼번에 250㎖ 정도의 물을 마시고 하루에 1.25~
2.5ℓ의 물을 마십니다. 식사는 약간 짜게 먹는 것이 체액량을 늘
려 도움이 되지만, 신장이나 심장 질환 등이 있다면 해당되지 않
습니다.

또한 일어설 때에는 갑자기 벌떡 일어서지 말고 천천히 일어
나는 습관을 들여야 합니다. 특히 오래 앉아 있다가 일어날 때나,
식사 후 일어날 때에는 혈류량이 다리나 위장으로 몰려 있기 때
문에 주의해야 합니다. 만약 급하게 일어나다 어지럼증이 생겼을
때 그 자리에 가만히 있으면 증상이 더욱 심해질 수 있으니 바로
앉거나 누워 상태를 회복시킨 후 다시 천천히 일어나야 합니다.

기립성 저혈압 환자는 앉거나 서있는 상태에서는 저혈압이지

기립성 저혈압으로 인한 어지럼증을 예방하는 습관

1. 평소 충분한 수분을 섭취한다.

2. 눕거나 앉았다가 일어설 때 천천히 하는 습관을 갖는다.

3. 같은 자세로 오래 서있지 않는다.

4. 목욕탕이나 더운 환경에서 오래 있지 않는다.

5. 복대나 스타킹을 이용해 복부와 다리를 압박해 준다.

6. 오래 누워 있을 때는 머리를 높이 둔다.

7. 오래 서 있을 때는 발끝으로 서거나 다리를 꼬고 힘을 준다(그림 참고).

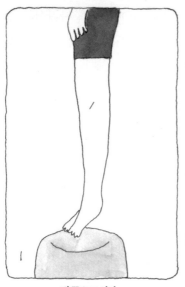

1

발끝으로 선다.

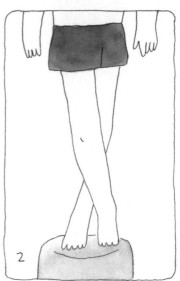

2

다리를 꼬고 선다.

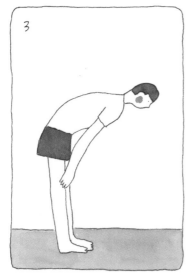

3

몸을 앞으로 숙인다.

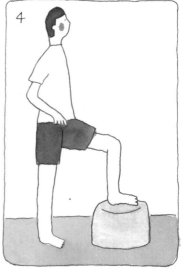

4

한쪽 다리를 올린다.

한자리에 서 있어야 할 때 기립성 저혈압을 예방하는 자세

만 누워 있는 상태에서는 정상 혈압이거나 경우에 따라서는 고혈압입니다. 수면 시에는 머리를 조금 높게 두는 것이 좋습니다. 누운 자세에서 심한 혈압 상승을 다소 억제할 수 있기 때문입니다. 평소 복대나 압박스타킹을 사용해서 복부나 다리를 압박하면 정맥혈이 하체에 몰리는 것을 완화시킬 수 있습니다. 또한 목욕탕이나 찜질방 등 온도가 높은 곳은 증상을 악화시킬 수 있으므로 피하는 것이 좋습니다. 마지막으로 오래 서 있어야 할 때에는 발끝으로 서 있거나 다리를 꼬고 허리를 굽히는 것 같은 자세를 취해 정맥혈이 다리에 몰리지 않도록 하는 것이 좋습니다. 까치발 들기는 생활 속에서 이를 실천할 수 있는 운동입니다.

기립어지럼증이 경미하면 비약물적 치료로도 충분하지만 심한 경우에는 약물치료를 받을 수도 있습니다. 약물치료를 받기 위해서는 증상을 악화시키는 약물 복용에 대한 검토가 먼저 있어야 합니다. 이뇨제나 고혈압 약, 전립선 약, 파킨슨병 치료제인 레보도파levodopa, 우울증 약 등은 부작용으로 기립성 저혈압을 일으킬 수 있기 때문에 꼭 전문의와 상의하고 복용해야 합니다.

문제는 이런 약제들을 무조건 끊을 수는 없다는 것입니다. 어떤 약제들은 치료를 위해 필요하기 때문입니다. 그러므로 항상 주치의와 상담해 적절한 약제를 선택하고 용량을 정해야 합니다. 기립성 저혈압이나 빈맥을 치료하기 위해 미도드린midodrine, 피리도스티그민pyridostigmine, 플루드로코르티손fludrocortisone, 베타차단제beta blocker 등을 환자의 상태에 맞게 처방할 수 있습니다.

내과적 어지럼증
- 기저질환이 일으킨 어지럼증

어지럼증과 별 관련이 없을 것 같은 여러 내과적 질환도 어지럼증의 주요 원인이 될 수 있습니다.

정확한 통계는 부족하지만, 어지럼증 환자의 열 명 중 한 명 정도는 부분적으로 혹은 전적으로 내과적 질환과 관련 있는 것으로 추정됩니다. 내과적 질환에 의한 어지럼증은 대부분 비회전성, 비특이적 어지럼증으로 나타납니다. 하지만 일부 질환에서는 전정기관에 직접적인 영향을 미쳐 안진을 동반하는 회전성 어지럼증을 유발하기도 합니다.

다양한 내과적 질환의 치료를 위해 이미 적지 않은 약물을 복용하고 있는 경우가 다반사입니다. 또한 대부분 고령의 환자들로, 여러 질환이 겹쳐 있어 진단도 치료도 쉽지 않습니다. 내과적 질환과 연관된 대표적인 어지럼증에는 심혈관계 질환, 대사성 질환, 자가면역질환, 약물의 부작용으로 인한 어지럼증이 있습니다.

심혈관계 질환과 관련된 어지럼증

내과적 질환과 관련해 가장 흔한 어지럼증은 심혈관계 질환과 관련된 경우입니다. 심장 질환이 어지럼증을 일으키는 이유는 심장의 기능 저하로 인한 심박출량이 감소하면서 뇌 혈류량이 줄어들기 때문입니다. 대부분 몸 전체에 기운이 빠지면서 어질어질하고 아찔한 어지럼증을 느낍니다. 심하면 실신하기도 합니다. 반면 일부 환자에게서 빙빙 도는 현훈성 어지럼증이 나타나기도 하는데, 이는 뇌줄기의 전정신경핵이나 소뇌의 혈류가 영향을 받아 발생하는 것으로 보입니다.

어지럼증을 유발하는 심장 질환은 서맥을 동반하는 부정맥이 가장 흔합니다. 초기 심장 질환 환자의 10% 정도에서 어지럼증이 주증상으로 나타난다고 보고되고 있습니다. 실신이나 두근거림 없이 어지럼만 발작적으로 발생하는 경우도 흔하며, 가슴 두근거림과 호흡곤란, 흉부 불편감, 실신 등의 증상이 함께 나타나기도 합니다. 일반적으로 기립성 저혈압과 증상은 유사하지만, 심혈관계 질환과 관련된 경우에는 앉았다 일어나는 자세와 관련 없이도 증상이 생길 수 있습니다.

대사성 질환과 관련된 어지럼증

대사성 질환이란 신진대사에 영향을 미치는 질환을 총칭합니다. 어지럼증과 관련된 대표적인 대사성 질환은 당뇨병과 고지혈증, 갑상선 질환입니다. 이 중에서 가장 중요한 질환은 당뇨병입니다.

당뇨병diabetes mellitus은 기원전 1500년경 고대 이집트 테베스의 무덤에서 나온 파피루스에서도 그 기록을 찾아볼 수 있을 만큼 오랫동안 인류를 괴롭혀 온 질병입니다. 당뇨병은 혈당을 적절하게 조절하는 인슐린의 분비량이 부족하거나 정상적인 기능이 이루어지지 않는 병입니다. 이로 인해 혈중 포도당의 농도가 높아진 상태인 고혈당이 되어 여러 문제가 발생하게 됩니다.

당뇨는 매우 까다롭고 어려운 질환입니다. 먹는 것과 직결되어 있어서 고혈압이나 고지혈증보다 훨씬 조절이 어려우며, 고혈당으로 인한 영향도 전신에 걸쳐 광범위하게 나타나기 때문입니다.

2020년 발간된 대한당뇨병학회의 <한국 당뇨병 실태 보고서>에 따르면 30세 이상 성인 7명 중 1명이 당뇨병을 앓고 있는 것으로 조사되었고 이 중 3분의 1은 자신이 당뇨병인지 모르고 있는 것으로 파악됐습니다. 당뇨병을 제대로 관리하고 있는 환자는

30%에도 못 미치고 있다고 합니다.

이렇게 적절한 관리가 어려운 이유는 당뇨 환자들의 고혈당은 증상이 없기 때문입니다. 혈당이 떨어지는 저혈당은 금방 온몸의 기운이 빠지고 떨리지만 고혈당은 혈당이 400~500mg/dL를 넘어가도 별다른 증상을 느끼지 못하는 것이 일반적입니다. 사정이 이렇다 보니 고혈당으로 인한 합병증이 진행되고 결국 뇌졸중, 심장 질환, 만성신부전 같은 혈관 합병증으로 고생하게 됩니다.

당뇨병은 다양한 방식으로 균형감각에 문제를 유발해 어지럼증을 일으킬 수 있습니다. 뇌혈관, 자율신경, 심혈관 질환, 말초신경 등의 손상은 당뇨병의 이환 기간이 길수록, 고혈당일수록 더 심해져 급성, 만성 어지럼증을 일으키는 원인이 됩니다.

속귀 질환 환자의 40%가 고지질혈증이 있다는 보고도 있습니다. 고지질혈증은 혈류 점도를 증가시켜 속귀의 허혈성 변화를 유발하는 것으로 추정됩니다. 전신의 신진대사를 조절하는 갑상선호르몬의 기능이 저하되는 갑상선기능저하증의 경우, 속귀의 모세포hair cell 기능을 떨어뜨려 어지럼증이나 청력 저하를 가져올 수 있습니다.

자가면역질환과 관련된 어지럼증

자가면역질환^{autoimmune disease}이란 내 몸의 구성 성분을 외부 물질로 오인하여 필요 이상의 항원-항체 반응을 일으키는 질환을 말합니다. 대부분의 자가면역질환은 전신 증상을 일으키며 질환에 따라 집중적으로 손상시키는 장기가 달라 증상이 다양합니다. 이때 속귀를 선택적으로 침범해 청력 저하와 전정 기능의 저하를, 다양한 혈관계 질환을 일으켜 중추성 어지럼증을 가져올 수 있습니다. 대표적인 자가면역질환으로는 전신홍반루프스, 강직성척추염, 류머티즘 관절염 등이 있습니다. 특히 속귀에 집중적인 자가면역반응을 일으키는 코오간증후군^{Cogan's syndrome}은 안구나 전정기관, 청력 기관에서 여러 증상을 일으킵니다. 갑작스러운 어지럼증과 이명, 청력저하로 메니에르병과 비슷한 증상이 반복될 수 있으며 발열, 전신혈관염과 관련된 증상이 동반될 수 있습니다.

약물 유발성 어지러움

어지럼증 전문의로서 약에 대한 저의 생각은 한마디로 복잡 미묘합니다. 우리가 조금만 아파도 먹게 되는 진통제와 감기약, 그리고 노년에 두 명 중 한 명꼴로 먹는 혈압 약 등 우리 주변에서 흔히 보는 그 약들에 대한 설명서를 읽어 내려가다 보면 부작용 부분에서 어김없이 나오는 단어가 바로 '어지럼증'이기 때문입니다.

매일같이 수십 명 이상의 어지럼증 환자들을 치료하는 의사 입장에서 환자가 부작용에 예민하다면 '과연 이 약을 처방하는 것이 적절한 것인가?' 하는 회의감이 들 수밖에 없습니다. 심지어 어지럼증 치료를 위해서 처방하는 대표적인 약물들도 설명서에 어김없이 어지럼증이 부작용으로 기재되어 있을 정도이니 말입니다. 어지럼증을 치료하다가 도리어 다른 어지럼증을 얻지나 않을까 걱정되기도 합니다.

약물로 인한 어지럼증은 생각보다 더 흔합니다. 또한 단순하게 한 가지 약이 어지럼증을 유발하는 것이 아니라 더 복잡한 양상을 띄는 경향이 있습니다.

약물로 인한 어지럼증의 원인

1. 약물 자체의 부작용으로

2. 여러 약물을 함께 복용하면서 약물의 상호작용으로

3. 환자의 기저질환과 약물과의 상호작용으로

첫 번째는 약물로 인해 직접적으로 어지럼증이 유발되는 경우입니다. 실제로 많은 약물이 부작용으로 어지럼증을 유발하는데 전체 약물의 20% 정도가 이에 해당됩니다. 특히 약물을 처음 사용하거나 용량을 변경했을 때 약물로 인한 어지럼증이 발

생할 수 있으니, 처음 복용하는 약물에 대해서는 늘 주의 깊은 관찰이 필요합니다.

두 번째는 약물 상호작용에 의해 어지럼증이 발생하는 경우입니다. 여러 가지 질환을 앓다 보면 많은 약을 한꺼번에 복용해야 하는 경우가 있습니다. 고혈압 약, 당뇨 약, 전립선비대증 약, 불면증 약, 심장 약, 뇌졸중 약 등 결국 열 알이 넘는 약을 한꺼번에 먹어야 할 수도 있습니다. 이렇게 되면 여러 약물이 상호작용하면서 어지럼증이 발생할 수 있습니다.

세 번째는 환자의 기저질환과 약물과의 상호작용으로 인한 경우입니다. 한 가지 질환을 치료하기 위해 먹었던 약이 환자가 가지고 있던 다른 질환에 악영향을 미쳐 어지럼증이 발생하기도 합니다. 앞서 근우 씨처럼 기립성 저혈압으로 약간의 어지럼증이 있던 상태에서 전립선비대증을 치료하기 위해 복용한 약물이 기립성 저혈압을 크게 악화시켜 증상이 나빠지는 경우입니다. 실제로 고령의 환자들에게 이런 상황이 자주 발생합니다. 진료 전에 현재 복용하고 있는 약물에 대해 꼼꼼하게 확인하는 이유는 바로 이런 약물 관련 어지럼증을 파악하기 위해서입니다.

그렇다면 어지럼증을 일으키기 쉬운 약물에는 어떤 것들이 있을까요?

① 심혈관계 약물

대부분의 혈압 약(혈압강하제)은 혈관의 저항과 심박수에 영향을 미칩니다. 혈압 약을 복용하면 부작용으로 기립성 저혈압이 올 수 있습니다. 부정맥 치료제나 심장 기능에 영향을 미치는 약제들은 대다수가 뇌 혈류의 감소를 유발하여 어지럼증이 나타날 수 있습니다.

② 중추신경계 약물

중추신경계 약물도 중추 조절 기능을 저하시켜서 다양한 어지럼증을 일으킬 수 있습니다. 특히 뇌전증 치료제인 카르바마제핀이나 페니토인phenytoin 등은 소뇌 기능에 직접적인 영향을 미쳐서 멀쩡한 사람도 어지럼증과 균형장애가 생길 수 있습니다. 용량 조절에 유의해야 하는 이유가 바로 여기에 있습니다. 그 외에도 중추 신경 기능을 억제하는 향정신성 약물, 마약계 진통제도 어지럼증을 유발하는 것으로 알려져 있습니다. 파킨슨병 치료제 역시 다양한 방식으로 어지럼증을 일으키는 약제입니다.

③ 전립선 치료 약물

안타깝지만 전립선비대증은 노년기 남성이라면 피해 갈 수 없을 만큼 매우 흔한 질병입니다. 모든 전립선 치료 약물이 부작용으로 어지럼증을 유발하지는 않습니다. 비대해진 전립선으로 요도나 방광이 눌려 소변보기가 어려운 환자들을 위해 사용하는 아드레날린 차단제alpha adrenergic blocker 계열의 약물은 본래 혈압 치료제로 개발되었습니다. 그러나 혈압조절의 효과는 크지 않고 기립성 저혈압 같은 부작용이 있어 혈압약으로는 더 이상 처방하지 않게 되었습니다. 그런데 이 약이 요도 협착을 완화해주는 효과가 발견되면서 현재는 주로 전립선비대증 환자의 배뇨장애를 개선하는 약물로 쓰이고 있습니다. 다만 약물 복용으로 인한 기립성 저혈압으로 어지럼증이 발생해 특히 밤에 화장실을 가려고 일어나다가 어지럼증이 심해지는 경우가 매우 흔합니다.

④ 말초전정계 독성 약물

일부 항생제나 항암제 중에는 말초전정계에 직접적으로 작용하여 독성작용을 일으키는 약물이 있습니다. 대표적으로 아미노글라이코사이드aminoglycoside 계열 항생제가 속귀의 모세포를 손상시킬 경우 어지럼증을 유발하기도 합니다. 대표적인 약제로는 젠타마이신gentamicin과 반코마이신vancomycin이 있으며, 항말라리아 약제인 퀴닌quinine과 메플로퀸mefloquine이 있습니다. 그 외 고용량의 아스피린이나 비스테로이드 항염증제 계열의 진통제를 오랫동안 복용해도 전정 독성으로 인한 어지럼증이 발생할 수 있습니다. 항암제 중 시스플라틴cisplatin은 전정 독성도 함유하고 있어 어지럼증을 유발할 수 있습니다.

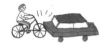

외상성 어지럼증
- 그 사고 이후 계속 어지러워요

외상성 어지럼증은 주로 외부에서 가해진 충격으로 인해 발생한 두경부의 손상으로 발생합니다. 자동차의 대중화와 각종 야외 레포츠 활동이 증가하면서 두경부 외상도 증가했습니다. 이로 인한 외상성 어지럼증도 많아지고 있습니다.

외상으로 생긴 어지럼증은 양상이 매우 다양합니다. 외상 후 어지럼의 양상이 특징적인 원인질환의 형태를 띠거나(외상성 이석증), CT, MRI 같은 검사에서 이상 소견이 뒷받침되거나(외상으로 인한 뇌출혈), 균형기능검사에 이상 소견이 이에 부합하는 경우(미로진탕labyrinthine concussion)에는 진단이 명확하게 내려지고 그에 따른 치료가 진행됩니다. 그러나 상당수의 외상 관련 어지럼증은 명확한 검사상의 이상 소견이 없고 비특이적이거나 복합적이거나 정신과적 문제가 혼재되어 있어 치료가 까다롭습니다.

외상성 어지럼증의 원인은 복합적이기 때문에 분류 기준을 정하기가 쉽지 않습니다. 그렇지만 물리적인 손상 위치에 따라 크게 네 가지로 나눌 수 있습니다. 첫 번째는 중추성 외상으로 대뇌와 뇌줄기, 소뇌, 그리고 그 주변 구조의 손상으로 인한 중추성 어지럼증이 동반되는 경우입니다. 두 번째는 말초전정성 외상으로 말초전정계의 손상에 인한 말초성 어지럼증이 동반되는 경우입니다. 세 번째로 경부 기원성 외상은 주로 경추부, 즉 목에 가해진 충격으로 인해 어지럼증이 동반되는 경우입니다. 마지막으로 심인성 외상은 외상 이후 발생한 심리적인 문제로 어지럼증이 동반되는 경우입니다.

외상으로 인한 어지럼증의 종류

1. **중추성**: 대뇌와 뇌줄기, 소뇌, 주변 구조의 손상으로 인한 어지럼증

2. **말초전정성**: 말초전정계의 손상으로 인한 어지럼증

3. **경부 기원성**: 경추부의 손상으로 인한 어지럼증

4. **심인성**: 외상 이후 발생한 심리적 문제로 인한 어지럼증

국내 연구에서 두경부 외상 후 어지럼증을 호소하는 환자들에게 전정기능검사를 실시했더니 중추성 외상이 29.1%, 말초성 외상이 26.6%를 차지한다는 보고가 있습니다. 하지만 균형기능검사에서 정상인 경우도 상당수 있으며, 중추성과 말초성이 복합적으로 나타나기도 합니다. 사실 갑작스러운 사고로 다칠 때 여러 부위가 동시에 손상을 입는다는 것을 염두에 두면 외상성 어지럼증의 복잡성도 당연해 보입니다.

중추성 외상 어지럼증

가장 대표적인 질환으로 뇌진탕brain concussion과 뇌좌상brain contusion이 있습니다. 뇌진탕과 뇌좌상은 각각 외력으로 뇌실질에 가해진 충격 때문에 생긴 미시적 손상(CT, MRI에서 안 보임)과 거시적 손상(CT, MRI에서 보임)에 의해 발생합니다. 손상의 정도나 위치에 따라 증상은 다양합니다. 특히 뇌줄기와 소뇌에 직접적인 손상을 입은 경우 외상성 어지럼증을 일으킬 수 있습니다.

두 번째로 외상으로 인한 신체적·정신적 스트레스는 전정편두통의 성향이 있는 환자에서 증상을 급격히 악화시킬 수 있으며, 만성적인 전정편두통의 원인이 되기도 합니다.

세 번째는 척추추골동맥박리vertebral artery dissection가 발생할 수 있습니다. 추골동맥은 뇌줄기와 소뇌에 혈액을 공급하는 중요한 혈관인데 동맥에서 분지되어 뇌로 올라가는 경로에서 경추를 통과합니다. 교통사고로 인한 충격, 경추를 강하게 자극하는 마사지, 순간적인 골프 스윙 후에 발생하기도 합니다. 경추부에 가해진 강한 충격으로 인해 추골동맥의 내벽이 찢어지면서 혈관벽의 분리가 일어나 뇌줄기와 소뇌 경색, 박리성 동맥류 출혈 등이 발생하게 됩니다.

추골동맥박리로 뇌줄기와 소뇌의 혈류장애가 초래되고 이로 인해 어지럼증과 보행실조, 두통 등이 생기고 경우에 따라 사지 마비 등의 증상으로 진행되기도 합니다. 따라서 외상성 어지럼증을 호소하는 경우, 이러한 가능성을 염두에 두고 주의 깊게 관찰해야 합니다.

말초전정성 외상 어지럼증

두경부의 외상은 귀 주변 구조물에 손상을 주어 외상성 어지럼증을 유발할 수 있습니다. 가장 대표적인 질환은 이석증입니다. 난형낭 안의 이석이 외상성 충격을 받아 떨어져 나오면서 어지럼증을 유발하는 것입니다.

외상성 이석증은 일반 이석증에 비해 탈락된 이석의 양이 많아 증상이 심하고 여러 반고리관 내에 이석이 들어가면서 복잡한 양상을 띄는 경향이 있습니다. 외상성 이석증은 바로 발생할 수도 있지만 외상 후 몇 주 뒤에 증상이 나타나기도 합니다. 그 외에도 귀가 위치하는 측두골의 골절로 속귀가 손상되어 발생하는 미로진탕, 외림프누공, 지연성 메니에르병 등이 발생할 수 있습니다.

경부 기원성 어지럼증

경부 기원성 어지럼증은 중추나 말초성 전정신경계에 별다른 이상이 없는 상태에서 경부에 국한된 질환으로 어지럼증과 균형장애가 발생하는 것을 말합니다. 교통사고 같은 외상성 경추 손상이나 척추변성증, 경추 디스크에 의해서도 발생할 수 있습니다. 그러나 아직까지 경부 기원성 어지럼증의 개념이 완전히 정립되지는 않았습니다. 이를 진단할 검사법도 확립되어 있지 않습니다. 따라서 진단에 신중을 기해야 합니다. 어지럼증을 일으키는 다른 원인이 있는지 확인된 뒤에야 그 가능성을 생각해야 하는 질환입니다.

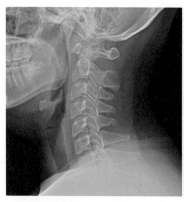
정상 경추 (C 모양의 커브)

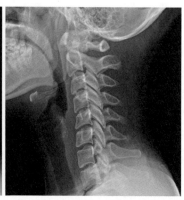
외상후 경직된 경추(일자목)

하지만 안타깝게도 어지럼증에 대한 세심한 진단 과정과 고민 없이 만성 어지럼증 환자가 경추디스크가 있으면 경부 기원성 어지럼증이라고 과감하게 진단하는 의사들이 있습니다. 결국 환자는 수술을 받지만 어지럼증은 호전되지 않는 참사가 빚어집니다.

경부 기원성 어지럼증은 현훈증보다는 어찔어찔한 어지럼, 둥둥 떠 있는 듯한 느낌, 경미한 보행실조 등을 호소하는데 머리를 움직일 때 더 심해집니다. 반복적으로 나타나기도 하고 지속적이기도 합니다. 경부 통증과 함께 후두부 두통이나 안구 불편감 등이 함께 오는 경우도 많습니다. 경부 기원성 어지럼증이 왜 생기는지는 아직까지 확실하게 밝혀지지 않았습니다. 다만 경추의 외상이나 질환으로 인해 추골동맥이 압박받거나 경추 부위의 고유수용성감각의 변화로 생긴다고 추정합니다.

심인성 외상 어지럼증

교통사고나 그 외에 다른 외상을 당한 이후, 검사에서는 뚜렷한 이상이 없으나 만성적인 어지럼증과 균형장애를 호소한다면 심인성 외상 어지럼증을 의심해 볼 수 있습니다. 외상 후에 겪는 공포감과 우울감, 불안감이 원인이 되어 불면증이나 기억장애가 생기고, 나아가 업무나 일상생활을 수행하기 어려울 정도의 어지럼증과 심리적 장애를 보이기도 합니다.

외상과 관련된 심리적 어지럼증은 보험금이나 보상 같은 이차적 이득을 얻으려는 꾀병으로 오해받기도 하지만 실제로는 적극적인 치료가 필요합니다.

멀미와 어지럼증
- 차만 타면 어지러워요

2016년에 개봉한 영화 <걷기왕>에는 너무 심한 멀미로 자동차를 탈 수 없는 강화도 여고생 만복이 등장합니다. 만복은 심한 멀미로 세상의 모든 교통수단을 이용할 수 없었죠. 차는 물론이고 자전거, 경운기, 심지어는 소를 타도 멀미 증세가 심해 어디든 걸어 다녀야 했습니다. 그녀의 아빠는 이런 딸을 보다 못해 이열치열의 심정으로 무작정 딸을 차에 태워 가며 멀미를 고치려 했습니다. 하지만 그럴수록 만복의 멀미는 더 심해져 갔습니다. 그렇게 고등학교도 왕복 4시간을 꼬박 걸어서 통학할 수밖에 없었습니다. 그런 그녀가 현실에서 선택한 방법은 경보였습니다. 걷는 것 하나는 누구에게도 뒤지지 않을 자신이 있던 만복은 결국 '경보 선수'가 됩니다.

멀미는 장거리 이동이 일상화되고 교통수단이 많아진 현대사회에 와서 더욱 빈번하게 나타나는 대표적인 어지럼증입니다. 특히 최근에는 단순히 배나 자동차 같은 교통수단에 한정되지 않고 아이맥스 같은 커다란 화면이나 3D 영화, 가상현실 같은 영상 매체를 보고 멀미 증상을 호소하기도 합니다.

<걷기왕> 만복처럼은 아니더라도 멀미는 누구나 겪을 수 있는 증상입니다. "나는 멀미 안 한다"라고 하는 사람도 사실은 정도의 차이가 있을 뿐 누구나 느끼는 증상입니다. 예를 들면 멀미가 심한 사람은 지하철만 타도 멀미 증상을 느끼고, 평소 멀미가 거의 없던 사람도 흔들리는 배에서는 멀미 증상을 호소하게 됩니다.

멀미의 원인

멀미motion sickness란 규칙적인 혹은 불규칙적인 움직임이나 흔들림, 특히 자동차나 배, 비행기 같은 이동 수단을 이용할 때, 혹은 가상현실 같은 강한 시각적 자극에 지속적으로 노출되고 난 이후 일시적으로 유발되는 어지럼증을 일컫습니다.

멀미는 정상 인구의 30%가 경험할 정도로 매우 흔합니다. 남성보다 여성에게서 두 배 이상 많이 나타납니다. 2세 이하의 유아는 전정신경계가 발달하지 않아 멀미 자체를 느끼지 못하지만 5세 무렵부터 멀미가 시작되어 청소년기에 가장 심하고 나이가 들수록 점차 감소해서 50대 이후에는 멀미의 빈도와 강도가 감소합니다.

멀미의 감수성은 유전적 요인이나 환경적 요인에 따라 다르며, 가족력도 있습니다. 운동선수나 군인 같은 활동적인 직업 종사자는 멀미가 비교적 드문 것으로 알려져 있습니다.

그렇다면 멀미는 왜 생기는 걸까요?

우리는 평소 적도를 기준으로 시속 1,600km의 속도로 자전하는 지구 위에서 살고 있습니다. 서울에서 부산까지 11분이면 도착하는 속도입니다. 이렇게 굉장한 속도로 움직이는 지구 위에서 살면서 멀미를 느끼지 않는 것은 인류가 오랜 시간 진화하면서 지구의 움직임에 완벽하게 적응했기 때문입니다. 즉 속귀의 전정기관에서 보내는 정보, 시각으로 전달되는 정보, 체성감각에서 전달되는 정보들이 일치하는 상황에 익숙해져 있습니다.

그런데 만약 달리는 차 안에 앉아서 핸드폰을 보고 있다고 가정해 봅시다. 이때 시각 정보와 체성감각 정보는 신체가 정지된 상태라는 정보를 뇌로 보내지만 속귀의 전정기관은 우리 몸이 앞으로 움직이고 있다는 정보를 뇌로 보냅니다. 결국 균형을 유지하기 위해 뇌로 보내는 정보들에 혼선이 발생하게 됩니다. 바로 감각불일치sensory conflict가 생기면서 멀미를 느끼는 것입니다.

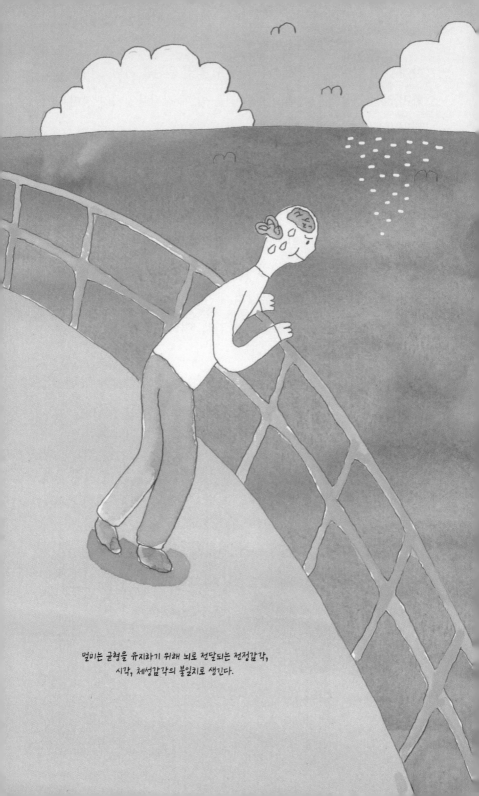

멀미는 균형을 유지하기 위해 뇌로 전달되는 전정감각,
시각, 체성감각의 불일치로 생긴다.

차에 타면 멀미를 심하게 하는 사람도 직접 운전을 하면 멀미를 하지 않는 경우가 있는데 이는 운전을 할 때 감각불일치가 경미해지기 때문입니다.

감각불일치에서 중요한 역할을 하는 것은 속귀의 전정기관입니다. 전정기관의 기능이 저하된 사람은 멀미를 못 느낍니다. 시각장애인들은 볼 수 없기 때문에 멀미를 하지 않을 거라고 생각하기 쉽지만 시각장애인도 멀미를 합니다. 이 사실은 전정기관이 시각보다 멀미에 더 중요한 역할을 하고 있음을 말해 줍니다. 따라서 멀미는 전정기관이 유달리 예민한 사람에게서 빈발합니다. 대표적으로 전정편두통 환자들인데, 이들은 보통 사람들보다 5배 정도 멀미에 예민합니다.

상륙증후군

56세 여성인 단우 씨는 어려서부터 멀미를 자주 했지만 나이가 들면서 괜찮아져서 40대 이후에는 멀미로 고생한 적이 거의 없었습니다. 그런 단우 씨가 6개월 전 고등학교 동창들과 6박 7일 일정으로 크루즈 여행을 가게 되었습니다.

예전 같으면 배를 타는 것은 엄두도 못 낼 일이지만 요즘은 거의 멀미가 없어 자신 있게 여행길에 올랐습니다. 처음에 배에 올랐을 때는 하루 정도 가벼운 멀미가 찾아왔지만 휴식을 취했더니 금세 나아 나머지 일정을 배 위에서 즐겁게 보냈습니다.

문제는 여행에서 돌아온 뒤부터였습니다. 단우 씨는 배에서 내려 땅을 밟았으나 계속 배에 타고 있는 듯한 느낌이 들고 몸이 파도 위를 떠 있는 것 같은 출렁임을 느꼈습니다.

곧 낫겠거니 했으나 증상은 계속되었습니다. 신기했던 것은 지하철이나 버스를 탈 때는 오히려 증상이 호전되다가 차에 내려 걷거나 가만히 서 있을 때 흔들리는 듯한 어지럼증이 다시 나타나는 것이었습니다. 단우 씨는 과연 이 느낌이 멀미인지 아닌지 혼란스러웠습니다.

3개월이 지나도 증상이 좋아질 기미가 없자 심각한 병은 아닌지 덜컥 겁이 나서 어지럼증 클리닉을 찾았습니다.

단우 씨의 증상을 멀미라고 할 수 있을까요?

이제 땅 위를 걷는데 배를 타고 있을 때도 느끼지 않던 어지럼증이 지속되는 것은 왜일까요? 공항이나 지하철역의 무빙워크에 올라섰다가 내린 직후 순간 어찔한 경험이 누구나 한 번쯤 있었을 것입니다. 단우 씨의 어지럼증은 넓은 의미에서 이런 느낌과 같은 것입니다.

즉 배, 비행기, 자동차를 이용해 장기간 이동하고 땅을 밟았을 때 오히려 어지럼증을 느끼게 됩니다. 장기간 흔들리는 상황에서 균형 기관들이 외부의 비정상적인 자극에 적응되었다가, 정상적인 지상 환경에 돌아왔음에도 재적응이 되지 않아 생기는 것입니다.

과거에는 배를 타고 수개월 이상의 여행을 하다가 돌아온 사람들이 육지에 상륙한 뒤 느끼는 어지럼증이라고 하여 '잘못된 상륙'으로 인한 증상Mal de debarquement syndrome이라고 불렀습니다.

단우 씨처럼 지상으로 돌아온 뒤에는 오히려 차를 타야 증상을 덜 느끼는 신기한 경험을 하게 됩니다. 이런 상륙증후군은 수개월에서 수년까지도 지속될 수가 있습니다. 증상이 심할 때는 균형재활운동을 통해 균형감각을 재적응시켜 호전시킬 수 있습니다.

멀미의 예방과 치료

차를 안 타고 일상생활을 할 수 있는 사람은 많지 않으나 최대한 멀미를 줄이는 방법들이 있습니다. 우선 멀미를 일으키는 환경을 조절하는 방법입니다. 버스나 자동차를 탈 때는 가능하면 앞 좌석에 앉고, 비행기는 주 날개 위쪽 좌석, 배는 가운데 좌석에 앉는 것이 좋습니다. 또한 역방향보다는 순방향 좌석에 앉는 것이 도움이 됩니다. 비행기는 복도 쪽보다는 창문 주변이 멀미를 줄일 수 있는 공간입니다. 벨트나 단추 등 신체에 압박을 주는 요소들은 느슨하게 풀어주고, 증상이 있을 때에는 천천히 심호흡을 하면서 주위의 경치를 바라보는 것이 좋습니다. 구토를 대비하여 차를 타기 전에는 과식과 과음은 피하는 것이 바람직합니다. 차 안에서 책을 읽거나 신문을 보는 등 시선을 한곳에 집중시키는 행동은 멀미를 악화시킬 수 있기 때문에 피해야 합니다. 잠을 자면 멀미를 훨씬 덜 느끼기 때문에 수면도 도움이 됩니다.

이렇게 해도 멀미를 해결할 수 없다면 약물의 도움을 받을 수 있습니다. 먹는 멀미 약(경구용)은 차 타기 30분 전에 복용해야 하며, 붙이는 멀미 약(패치)은 최소 출발 4시간 전에는 붙여야 효과가 있습니다. 붙이는 멀미 약은 만 7세 이하 어린이나 임신부, 녹내장 혹은 배뇨장애, 전립선비대증이 있는 환자에게는 부작용이 나타날 수 있으니 피하는 것이 좋습니다.

<걷기왕>의 만복은 경보 경기를 위해 서울로 가는 차를 타기 전 10개가 넘는 멀미약을 귀 뒤에 붙였다가 정신이 멍해져서 정작 경기에 참가하지 못하게 됩니다. 멀미 약에 들어 있는 항히스타민 성분 때문이었습니다. 이 성분은 졸음을 유발할 수 있기 때문에 용량을 잘 지켜야 합니다. 운전을 한다면 특히 주의해야 합니다.

멀미를 유발하는 환경을 피하는 것이 가장 좋지만, 이것이 어렵다면 습관화 치료로 멀미를 잡을 수도 있습니다. 멀미를 유발하는 움직임이나 상황에 지속적이고 반복적으로 노출되어 멀미의 민감도를 줄이고 익숙해지는 방법입니다.

이것만은 꼭 기억해요

◆ 뇌와 귀 문제가 아니어도 어지럼증은 발생할 수 있다.

◆ 심인성 어지럼증은 정신적 문제만이 원인이 아니며 다양한 방식으로 생길 수 있어 진단에 매우 신중해야 한다.

◆ 자율신경은 우리 몸의 생물학적 기능을 자동으로 유지하는 역할을 하는데, 특히 심장 기능과 혈압을 유지하는 기능에 문제가 생기면 어지럼증이 발생할 수 있다. 기립성 어지럼증은 누워있다가 일어나거나 한자리에 오래 서 있을 때 발생한다.

◆ 여러 내과적 질환도 어지럼증의 원인이 될 수 있다. 특히 심혈관계 질환, 대사성 질환, 자가면역질환이 대표적이며 약물의 부작용으로 인한 어지럼증도 매우 흔하다.

◆ 외상으로 인한 어지럼증은 다양한 양상을 띠며 중추, 말초전정성, 경부 기원성, 심인성 어지럼증을 유발할 수 있다.

◆ 멀미는 균형을 조절하는 감각인 말초전정계와 시각, 체성감각의 불일치로 인해 발생하며 유전적 영향을 받는다.

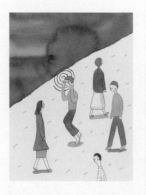

6장

상황에 따라 다르게 나타나는 어지럼증
- 지속성, 세대, 성별

어느 날 진료를 받던 한 환자가 제게 말했습니다.

"선생님, 저 전립선비대증 같아요. 화장실에 자주 가고 싶고, 소변 줄기도 가늘어지고 소변볼 때마다 잘 안 나와서 힘들어요. 인터넷 찾아보니까 전립선비대증 증상하고 똑같아요."

환자가 하는 말을 듣고 있던 저는 갑자기 웃음이 나왔습니다. 왜냐하면 그 환자는 여자분이었기 때문입니다. 여자한테는 전립선이란 기관이 없으니 전립선비대증도 있을 수가 없습니다. 하지만 환자분이 느끼는 불편감은 전립선비대증 증상과 비슷한 것도 사실입니다.

누구나 원하는 정보를 쉽게 찾아볼 수 있지만 그 많은 정보의 정확성을 판단하기란 쉬운 일이 아닙니다. '바로 이거야! 내 증상하고 똑같아!'라고 생각했지만 전립선비대증이라고 잘못 오해한 환자처럼 말입니다.

이번 장에서는 어지럼증으로 고생하는 환자들이 이런 불필요한 오해 없이 각자의 상황에 따라 좀 더 쉽게 이해할 수 있도록 나이, 성별, 지속성과 관련하여 어지럼증을 설명해 보도록 하겠습니다.

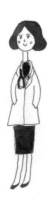

만성 어지럼증
- 어지럼증을 달고 살아요

"어지럼증의 원인질환은 무엇인가?"라는 주제는 어지러운 환자들에게는 항상 궁금증을 유발하는 질문입니다. 연구에 따라 조금씩 다르기는 하지만 이석증, 심인성 어지럼증, 뇌졸중, 전정 편두통, 메니에르병, 전정신경염 등이 언급됩니다. 그런데 이런 연구 결과에는 한 가지 맹점이 있습니다. 대부분의 연구가 급성, 만성, 재발성 같은 시간적 경과를 고려하지 않는다는 것입니다. 평소 멀쩡하다가 갑자기 빙빙 돌고 토하고 서 있기도 힘든 급성 어지럼증이 발생한 경우와 2년 동안 매일같이 어찔어찔하고 걸을 때 붕 뜬 것 같은 느낌이 지속되는 만성 어지럼증의 경우는 당연히 원인질환도 다르고 치료도 다를 수밖에 없습니다.

만성 어지럼증의 의미

'만성chronic'이라는 용어는 질환에 따라 정의가 다르지만, 만성 어지럼증은 한 달에 15일 이상의 어지럼증이 3개월 이상 지속될 때를 말합니다. 어지럼증 클리닉에는 급성기 환자들도 찾아오지만, 지속되는 만성 어지럼증으로 여러 병원을 전전하다가 찾아오는 환자의 비중이 높습니다.

갑자기 발생한 급성 어지럼증의 경우는 증상이 매우 심할 수는 있지만 그 원인을 명확히 규명하는 것이 상대적으로 쉽습니다. 또한 급성기의 심한 증상은 질환에 따라 차이는 있지만 적절한 조절을 통해 며칠 이내에 호전되는 것이 일반적입니다. 문제는 이런 급성기 증상 이후 완전히 호전되지 않고 지속되거나, 호전되었다가도 다시 나빠지기를 반복하는 경우입니다.

만성 어지럼증을 겪는 환자들은 회전성 어지럼증보다는 매우 비특이적이고 모호한 증상을 지속적으로 호소합니다. 당연히 급성 어지럼증에 비해서 진단이 어렵고 여러 가지 원인이 복합적으로 엮여 있고 심리적인 문제도 혼재되어 있는 경우가 대부분입니다.

만성 어지럼증 환자들은 증상을 이야기할 때 주관적인 경험을 많이 투영합니다. "빈혈이 있어요" "머리가 띵하고 아픈 건지 어지러운 건지 모르겠어요" "몸이 기울어요" 등 모호하게 표현합니다. 또 겉으로 보기에 급성기 환자들처럼 심하게 힘들어 보이지도 않습니다. 증상이 좋아지는 날도 있고 좋지 않은 날도 있으나 씻은 듯이 깨끗한 날은 별로 없다고 말합니다.

한때 만성 어지럼증과 심인성 어지럼증을 같은 질환으로 여기기도 했습니다. 만성 어지럼증 환자의 상당수가 불안감이나 우울감을 호소하기 때문이죠. 오랫동안 해결되지 않는 어지럼증은 일상에 미치는 영향이 매우 크기 때문에 심리적인 문제가 전혀 없던 사람조차도 지속적인 증세로 고생하다 보면 얼마든지 우울감이나 불안감 같은 심리적인 문제를 겪을 수 있습니다. 이런 상황을 잘 알고 있는 전문의들에 의해 최근에 와서야 만성 어지럼증과 심인성 어지럼증을 서로 다른 질병으로 구분하게 되었습니다.

이처럼 만성 어지럼증은 쉽지 않습니다. 환자도 오랜 어지럼증으로 힘들고 이를 지켜보는 의사도 어떻게 해결해야 할지 막막하죠. 당장 어지럼증을 덜 느끼게 하는 전정억제제나 진정제를 처방하고 싶은 유혹도 느낍니다. 하지만 의사들은 알고 있습니다. 이런 종류의 약제 처방이 궁극적으로는 환자의 증상을 더욱 악화시킬 거라는 것을 말입니다.

어지럼증 환자들을 진료하던 초기에는 저도 같은 심정이었습니다. 하지만 지난 20년이 넘는 시간 동안 만성 어지럼증 환자들을 치료하면서 제가 배운 것은 정성껏 세심하게 치료하면 만성 어지럼증도 얼마든지 호전되거나 완치될 수 있다는 것입니다.

만성 어지럼증의 경과와 원인질환

만성 어지럼증의 경과는 크게 세 가지 형태로 나누어 볼 수 있습니다. 급성 어지럼증이 만성이 되는 경우, 재발성 어지럼증이 반복되다가 만성이 되는 경우, 시작을 알 수 없이 서서히 나타난 어지럼증이 만성이 되는 경우입니다.

① 급성 어지럼증에서 만성이 되는 경우
: "저는 지난 1년 동안 계속 어지러웠어요."

45세 여성인 은우 씨는 1년 전 갑자기 발생한 심한 현훈증으로 응급실에 실려 갔습니다. 당시 심한 어지럼증과 구토로 입원이 불가피했고, 이후 증상이 호전되어 퇴원했습니다. 처음보다는 증상이 많이 개선되었으나 퇴원 당시에도 어지럼증은 남아 있었습니다. 시간이 지나면 좋아지겠거니 생각했지만 어지럼증은 지속되었습니다. 성격이 예민한 편이 아니었는데도 증세가 1년이나 계속되면서 자신도 모르게 짜증이 많아졌고 일상적으로 하던 일도 힘들어졌습니다. 은우 씨는 가만히 있으면 증세가 덜하지만 걸어 다니거나 사람이 많은 곳에 가면 다시 심해지기를 반복하며 심신이 지쳐 갔습니다.

은우 씨는 이전에는 어지럼증이 없다가 어느 날 갑작스러운 어지럼증으로 고생한 뒤에 증상이 회복되지 못하고 지속되는 경우입니다. 이런 경과를 보이는 원인질환으로는 급성 전정신경염이나 급성 뇌졸중, 외상성 어지럼증 등이 있습니다. 처음 원인질환이 발생했을 때 적절한 적절한 치료가 이루어지지 않은 경우 초기질환이 만성 어지럼증으로 진행될 수 있습니다.

② 재발성 어지럼증이 반복되다가 만성이 되는 경우
: "몇 달 동안 어지럼증이 가시질 않아요."

33세 여성인 미우 씨는 중학생 시절부터 두통이 잦았습니다. 학업 스트레스나 생리가 원인이라고 여긴 그녀는 진통제를 먹으며 넘기곤 했습니다. 그런데 고등학생이 되고부터는 두통과 함께 어지럼증이 왔습니다. 이후 20대 중반까지는 한 달에 너덧 차례 두통과 어지럼증이 발생했고, 3년 전부터는 증세가 조금씩 더 자주 생기고 더 오래 지속되었습니다. 최근 4개월 전부터 직장 스트레스가 심해지면서 증세가 지속되더니 머리가 맑은 날이 없이 지속적인 어지럼증과 띵한 느낌이 계속되었습니다.

미우 씨는 예전부터 반복적인 어지럼증이 있다가 매번 회복이 되었으나 어느 시점부터는 회복이 되지 않고 지속되는 만성 어지럼증입니다. 전정편두통이나 메니에르병, 심인성 어지럼증의 일부 질환들이 이런 형태의 만성 어지럼증으로 발전하는 경우가 흔합니다.

③ 언제 시작되었는지 모르는 어지럼증에서 만성이 되는 경우

: "나는 그냥 계속 어지러워요."

72세 남성인 승우 씨는 10년 동안 당뇨와 고혈압으로 치료를 받았습니다. 언제부터 어지러웠는지 기억조차 가물가물하지만 항상 어지럼증을 달고 살았다고 합니다. 가만히 있으면 괜찮지만 일어나 걸으려고 하면 어지럽고 다리에 힘이 빠지며 붕 뜬 것 같았습니다. 밤에는 증세가 더 심해졌고 화장실을 가다가 중심을 잡지 못해서 넘어지는 일도 자주 있었습니다.

지난 겨울에 어지러워 넘어진 이후로는 밖에 나가는 것이 무서워 점차 집에 있는 시간이 많아지면서 어지럼증이 더 심해지는 것 같다고 합니다.

　승우 씨 같은 증상을 보이는 만성 어지럼증은 여러 질환을 앓고 있는 경우나 노년기의 환자에게서 흔하게 나타납니다. 파킨슨증후군 같은 퇴행성 뇌병변, 복합요인성 균형장애, 뇌종양, 자율신경계 질환, 심인성 어지럼증의 일부가 원인이 될 수 있습니다.

　이상의 사례에서 보듯이, 만성 어지럼증의 증상과 경과는 매우 복잡하고 다양합니다. 초기에는 한 가지 원인으로 시작되지만 증상이 지속되면서 여러 문제가 복잡하게 얽히게 됩니다. 심리적인 영역뿐만 아니라 사회적인 생활에도 심각한 영향을 끼

칩니다. 환자들 역시 여러 병원을 전전하면서 이런 검사 저런 검사를 많이 받다 보니, 마음과 몸이 많이 지치게 됩니다. 일부 환자들은 의료 쇼핑을 하듯 여러 병원과 의원을 탐방하며 치료에 대한 높아진 기대와 현실 사이의 괴리로 의사와 병원을 원망하기도 합니다. 간혹 약이나 주사를 요구하며 극적인 치료 효과를 바라는 환자도 있습니다.

만성 어지럼증의 치료

만성 어지럼증은 증상의 역사가 긴 만큼 치료도 긴 시간 공을 들여야 합니다. 여러 병원을 전전하며 상이한 진단과 의료적 조언을 들은 환자는 그만큼 치료에 집중하지 못하고 혼란스러워합니다. 환자가 힘든 것은 말할 것도 없지만, 의사도 마음이 무겁습니다. 이렇듯 만성 어지럼증은 치료가 간단하지 않습니다. 하지만 만성 어지럼증 역시 세심하게 원인을 파악하고 치료하면 완치 혹은 호전될 수 있습니다.

만성 어지럼증 치료를 위해서는 무엇보다 현재 상태에 대한 정확한 진단이 우선입니다. 만성 어지럼증의 원인에 대한 진단은 급성처럼 단순하지 않기 때문에 복합적인 원인들과 악화 요인들을 찾아 적절히 치료하는 것이 중요합니다. 약물치료와 악화 약물의 조절, 생활 습관 조절, 심리적 지지 모두 중요합니다. 특히 만성 어지럼증 환자들이 겪는 균형장애를 해결하는 데는 적절한 균형재활치료가 중요합니다. 환자 개개인의 문제점을 기반으로 프로그램을 짜서 실행했을 때 매우 효과적입니다. 실제로 균형재활치료를 적절하게 받으면 환자의 90% 이상이 호전됩니다. 환자나 의사나 어지럼증을 해결하고 싶은 마음은 하나입니다. 특히 만성 어지럼증은 의사와 환자가 한 팀이 되어 협조해야 완치라는 성과를 이루어 냅니다.

노년기 어지럼증
- 나이가 드니 더 어지러워요

일반적으로 65세 이후를 노년기로 보는데, 노령 인구가 전체 인구의 7% 이상일 때 고령화사회aging society, 14% 이상일 때 고령 사회aged society, 20% 이상일 때 초고령사회post-aged society라고 일컫습니다. 우리나라의 경우 2018년 노령 인구가 14.3%를 차지하며 고령사회로 진입하였고, 2025년경에는 초고령사회로 진입하리라 예상됩니다.

어지럼증은 인간의 생애주기 중에서 노년기에 가장 흔하게 나타납니다. 65세 이상에서는 전체의 30%, 85세 이상에서는 거의 50%가 어지럼증을 호소하는 것으로 알려져 있습니다. 외래로 내원하는 65세 이상 환자 중에서 세 번째로 많은 증상이 어지럼증입니다. 나이가 들수록 그 빈도수는 가파르게 올라갑니다. 75세 이상에서는 외래로 내원하는 노인 환자들의 가장 흔한 질환도 어지럼증입니다. 당연히 세계에서 그 유례를 찾을 수 없을 만큼 급박한 속도로 초고령화 사회에 진입하는 대한민국에서 어지럼증은 지역사회나 공동체가 제대로 대응해야 할 중요한 당면 과제이자 사회적 부담이기도 합니다.

그렇다면 노년기 어지럼증을 질병으로 봐야 할까요? 그럴 수도 있고 아닐 수도 있습니다. 분명한 것은 나이가 든다고 다 어지러운 것은 아니며, 또 어지럽다고 해서 다 질환으로 볼 수 없기 때문이죠. 어지럼증은 어느 나이에서나 생길 수 있으며 지역과 성별도 가리지 않습니다. 하지만 노년기의 신체변화가 어지럼증에 더 취약한 것은 사실입니다. 특히 노년기 어지럼증은 다른 연령대의 어지럼증보다 상대적으로 치료가 어렵고 자칫하면 낙상이나 심한 사고로 이어져 더 위험하다고 할 수 있습니다.

노년기 균형장애의 원인

특별한 질병이 없어도 노년기에 균형장애와 어지럼증이 크게 증가하는 이유는 무엇일까요?

아무래도 가장 큰 이유는 균형감각을 담당하는 신체 기능의 변화 때문일 것입니다. 첫째 원인으로는 감각계의 퇴행성 변화 때문입니다. 균형을 담당하는 전정계 및 체성감각계의 감각세포 수가 감소하면서 어지럼증이 나타나게 됩니다. 여기에 노안이나 녹내장, 백내장 등 시력을 저하시키는 질환도 늘면서 시각에 의지했던 균형감각이 더욱 저하되게 됩니다. 이에 더해 청력감소가 공간에 대한 지각력을 떨어뜨려 더욱 증상 악화를 불러옵니다. 어지럼증을 흔히 '노년기의 동반자'라고 부르는 것도 다 그럴 만한 이유가 있습니다.

두 번째는 여러 감각계를 통합하는 뇌세포의 수가 감소하면서 평형기능뿐 아니라 뇌의 여러 기능이 저하됨으로써 균형장애가 유발될 수 있습니다. 노년기에 필연적으로 동반되는 관절염 같은 근골격계의 문제는 균형을 유지하는 데 큰 장애로 작용합니다.

또한 심장 질환, 당뇨, 뇌졸중 같은 기저질환을 앓고 있는 환자라면 균형감각에 미치는 충격은 훨씬 큽니다. 그뿐 아니라 치

노년기 균형장애의 원인	
감각계의 퇴행성 변화	전정감각, 시각, 체성감각
뇌 기능 저하	감각계 통합 저하, 인지기능 저하, 공간감각 저하
정신계	우울, 불안, 불면
내과적 질환	복수의 만성 질환: 당뇨, 고혈압, 심혈관질환 등
약물 복용	약물 부작용
근골격계 약화	근력 약화, 근육 위축, 반사 저하

료를 위해 복용하는 약물의 부작용으로 어지럼증이 악화되는 일이 다반사입니다. 결과적으로 스스로 몸을 통제하고 움직일 수 있는 제어력이 떨어지며 삶의 질이 덩달아 낮아져 여러 심리적 문제도 야기됩니다. 이런 모든 원인은 특별한 어지럼증 유발 질환이 없어도 노년기에 균형장애를 일으켜 어지럼증으로 나타나게 됩니다.

노년기 어지럼증이 무서운 이유는 낙상落傷의 위험에 있습니다. 65세 이상의 노인 중에 매년 대략 30%가 1년에 한 번 이상 낙상을 경험하고, 그중 절반은 여러 번 낙상으로 고통을 받고 있습니다. 낙상은 노년기 건강에 매우 위협적입니다. 인간은 어려서 걸음마를 배울 때부터 언제든지 넘어질 수 있습니다. 그것은 직립보행하는 인류의 운명이었죠. 그런데 노인의 넘어짐은 위험한 사고들을 초래합니다. 실제로 한 자료에 따르면, 낙상은 노인의 건강을 위협하는 가장 심각한 문제로 알려져 있습니다. 신체 손상이나 심리적 문제, 거동의 불편함뿐 아니라 심각한 합병증으로 사망의 원인이 되기도 합니다. 낙상으로 고관절이나 척추가 골절되어 누워 있게 되면 곧바로 근 손실이 진행됩니다. 일주일 만에도 10%가량의 근 손실이 생기고 면역력 저하, 폐렴, 심폐기능의 저하로 이어지게 됩니다.

이처럼 노인의 낙상은 단순히 넘어져 다치는 문제로 끝나지 않습니다. 그러므로 어지럼증이 없더라도 평소 낙상의 위험 요인을 파악하고 주의해야 하며, 균형감각을 기르기 위한 균형 운동과 근력 운동, 유연성 운동을 틈틈이 해야 합니다. 만약 어지럼증이 있다면 전문의와 상담해 원인질환을 진단하고 하루라도 빨리 치료받아야 합니다. 노인 낙상은 당사자뿐만 아니라 배우자와 자녀들에게도 큰 걱정과 부담을 안겨 주기 때문에 환자 입장에서 예방하려는 의지가 필요합니다.

노인성 전정기능저하증과 복합요인성 균형장애

75세 남성인 일우 씨는 20년 동안 고혈압과 당뇨를 치료해 오면서 여러 약물을 복용하고 있었습니다. 그런데 4년 전부터 걸을 때 다리에 힘이 없고 한쪽으로 쏠리는 듯한 느낌이 들었습니다. 특히 컨디션이 안 좋은 날은 머리가 띵하고 멍하고 어지러웠습니다.

"도대체 왜 이렇게 어지러운 거죠?"

일우 씨는 어지럼증을 호소하면서 병원을 세 군데나 다녔으나 검사 결과 특별한 이상은 없었다고 합니다. 원인을 찾기 위해 뇌 MRI를 촬영했는데 뇌혈관이 여러 군데 막힌 흔적과 무증상 뇌경색이 있다는 진단을 받았습니다. 치료를 위해 약이 또 추가되었습니다. 증상은 조금씩 더 심해지는 것 같았습니다. 어지럼증이 심할 때면 병원에서 준 비상약을 먹었지만 별 효과도 없고 졸리기만 했습니다. 관절은 튼튼한 편인데도 어지럼증이 심해 자칫 잘못하다가는 넘어질 것 같아서 지팡이를 짚고 다녔습니다.

나이가 들면 특별한 병이 아니어도 신체감각에 기능저하가 생깁니다. 시력 저하(노안), 청력 저하 등 균형감각계에도 노화가 진행됩니다. 노인성 자세 불안presbystasis이란 어지럼증의 원인이 노령이라는 요인 외에는 다른 원인을 찾기 어려운 경우를 설명하는 용어입니다. 65세 이상 인구의 과반이 넘는 수가 노인성 어지럼증 혹은 자세 불안이 있을 것이라 추정합니다.

최근에는 노인성 전정기능저하증Presbyvestibulopathy, PVP이라는 용어로 다듬어졌는데, 60세 이상에서 3개월 이상 만성적인 어지럼증과 보행 시 자세 불안이 지속되면서 검사상 경미한 전정기능 저하 외에는 특별한 다른 원인이 없을 때 진단합니다. 즉 특별한 원인 없이 노화에 의한 전정기능의 저하로 지속적인 어지럼증과 자세 불안이 생기는 경우 진단할 수 있습니다.

전정기능 저하와 함께 균형감각에 중요한 시각과 체성감각이 함께 저하되거나 뇌 기능의 저하, 근골격계의 이상 등 여러 요인이 복합적으로 작용할 때는 더 넓은 의미로 복합요인성 균형장애multifactorial disequilibrium라고 합니다.

노인성 전정기능저하증과 복합요인성 균형장애 환자들은 과거에는 정확하게 진단하기가 어려웠습니다. 물론 지금도 일반적인 검사에서는 경미하거나 정상 검사 결과를 보이는 경우에 어지럼증 전문의가 아니면 정확하게 진단하고 치료하기가 쉽지 않습니다.

노인성 전정기능저하증과 복합요인성 균형장애 환자들은 어지럼증으로 일상생활에 큰 불편을 겪으면서 삶의 질이 매우 떨어지게 됩니다. 이들은 급성 어지럼과 다르게 심한 어지럼증보다는 지속적인 어지럼증을 호소합니다. 주로 걸을 때 어지럽고 다리에 힘이 빠지고 붕 뜬 것 같다고 말합니다. 특히 균형을 잡기 위해 시력에 의존하는 경우가 많아서 어두운 곳이나 복잡한 곳에서 자세가 더욱 불안해집니다. 표면이 고르지 못한 곳에서는 체성감각이 떨어져 더욱 균형잡기가 어려워집니다. 노년기가 되면 당뇨나 심장 질환 등으로 약을 많이 복용하는데 이럴 경우 증상이 더욱 악화됩니다. 자세 불안은 젊은 사람도 힘들지만 노인들의 일상생활에 지대한 영향을 미칩니다. 자세 불안정과 어지럼증에 대한 두려움, 낙상, 운동 기능의 저하 등은 심리적인 문제로 이어지기도 하니 나이 들어서 그런 거라 포기하지 말고 적극적으로 치료를 받아야 합니다.

일우 씨는 복합요인성 균형장애로 진단받았습니다. 뇌 기능의 저하, 시력, 체성감각, 전정기능의 저하와 함께 약물로 인한 어지럼증까지 겹친 결과였습니다. 기저질환에 대한 약물 치료를 중단할 수도 없어서 좀더 근본적인 치료법인 균형재활치료를 시작했습니다.

물론 쉽지 않았습니다. "그냥 걷기도 어려운데 재활치료를 받으니 더 어지럽고 어쩌면 좋소?" 하며 그만둘까 하는 생각도 했습니다. 그러나 일우 씨는 좋아지겠다는 의지가 강했습니다. 시작은 무척 어렵고 치료의 진행도 늦었지만 난이도를 천천히 높여 가며 꾸준하게 재활치료를 하고, 집에서도 매일 연습했습니다. 그렇게 두 달쯤 되니 다리에 힘이 생기고 걸을 때 불안정하던 자세와 어지럼증도 많이 좋아졌습니다. 이제는 지팡이 없이 걸어서 진료실을 방문하고 있습니다.

노년기에 많이 발생하는 어지럼증 유발 질환

노인성 전정기능저하증 같은 어지럼증 말고도 노년기에는 어지럼증의 원인이 되는 질환들이 많습니다.

① 이석증

노년기 이석증은 말초성 현훈의 가장 흔한 원인질환입니다. 60대부터 이석증 발병률이 서서히 증가하면서, 70세 이상의 고령에서 갑자기 발생하는 현훈의 40%가량을 차지하는 원인질환이 바로 이석증입니다. 나이와 이석증과의 인과관계를 명확하게 알 수는 없으나, 노화 과정 중에 골다공증 같은 칼슘 대사의 이상과 속귀의 혈액순환이 원활하지 않게 되면서 약해진 이석이 쉽게 떨어져 발병률을 높이는 것으로 추정합니다.

② 뇌졸중과 무증상 뇌경색

뇌졸중은 어지럼증의 중요한 원인입니다. 혈관계 위험 요인을 가진 노년층에서 발병률이 급증하는 질환입니다. 따라서 노년층에서 갑자기 발생한 어지럼증은 뇌졸중이 그 원인일 가능성을 항상 염두에 두어야 합니다. 어지럼증과 관련된 뇌졸중에는 두 가지 패턴이 있습니다. 하나는 소뇌나 뇌줄기의 균형 조절 부위에 직접적인 손상을 유발하는 뇌졸중이고, 다른 하나는 작은 뇌혈관의 동맥경화성 허혈증이 장기간 지속되거나 증상 없이 혈관이 막히는 무증상 뇌경색입니다.

③ 인지장애 및 치매와 연관된 어지럼증

사람들이 가장 두려워하는 질환은 치매입니다. 얼핏 생각하면 서로 관련이 없을 것 같은 치매와 어지럼증은 서로 어떤 연관이 있을까요? 통념상 치매는 어지럼증과 직접적인 관련이 없다고 생각하기 쉽습니다. 기억력을 담당하는 인지기능의 문제로 발생하는 치매와 균형감각을 담당하는 부위가 서로 관계없어 보이기 때문이죠. 하지만 인간의 뇌는 그렇게 구획 정리가 잘된 저장 창고처럼 작동하는 기계가 아닙니다. 오히려 서울과 같은 대도시처럼 거미줄과 같이 연결된 교통망, 상하수도, 전기시설, 통신망이 서로 영향을 주고받는 유기적 복합체에 더 가깝습니다. 따라서 인지기능과 균형감각도 복잡하게 연결되어 서로가 서로에게 영향을 주고받을 수밖에 없습니다. 결과적으로 인지기능의 문제는 균형감각의 문제를 필연적으로 일으키고, 균형감각의 문제 또한 인지기능에 상당 부분 영향을 줍니다.

인지기능 저하나 치매를 진단하기 위한 검사에서 매우 중요한 항목 중에 하나가 시공간감각의 해석인 이유가 바로 이 때문입니다. 치매 환자에게 나타나는 시공간감각 기능의 저하는 균형장애와 어지럼증을 더욱 악화시키는 요인입니다.

④ 심인성 어지럼증

노년기는 여러 가지 요인으로 우울증, 불안증 등의 심리적인 문제가 증가합니다. 이런 문제들은 노년기 균형 기능의 저하와 맞물려서 어지럼증과 균형장애를 악화시키는 주요 원인이 되기도 합니다. 심인성 어지럼증의 세 가지 형태 중에서 기질적인 요인과 심리적인 요인이 결합한 경우가 가장 흔하게 발견됩니다.

⑤ 기립성 저혈압

기립성 저혈압은 단순히 혈압의 낮음 자체를 의미하는 것이 아니라 누워 있다가 혹은 앉아 있다가 일어날 때 상대적으로 혈압이 떨어지는 현상을 말합니다. 수축기 혈압(높은 혈압)이 20mmHg 이상 떨어지거나 이완기 혈압(낮은 혈압)이 10mmHg 이상 떨어질 때 진단됩니다. 노년기에는 자율신경 기능의 저하와 당뇨병성 합병증, 약물 등에 의한 기립성 저혈압이 매우 흔합니다.

⑥ 전정신경염

노년기 연령대에서 청력 증상 없이 갑자기 발생한 현훈이 수일 이상 지속되는 경우 전정신경염을 의심할 수 있습니다. 흔히 중년에 많이 나타나지만, 노년기에도 얼마든지 발생할 수 있습니다. 전정신경염은 며칠 동안 회전성 어지럼증이 지속되며 현

훈이 호전된 이후에도 걸어 다닐 때 균형 잡기가 어렵다는 특징
이 있습니다. 다리가 멀쩡한데도 정상적으로 걸어 다닐 수 없다
는 것은 큰 문제입니다. 삶의 질이 현저히 떨어지면서 심리적 위
축과 같은 부차적인 문제들이 따라오기 때문입니다. 노년기 연
령대에서 전정신경염이 더 큰 위협이 되는 이유는 회복이 더디
기 때문입니다. 특별한 기저질환이 없는 젊은 환자들의 경우, 초
기에는 심한 어지럼증을 호소하나 적절한 치료만 받으면 비교
적 빠르게 회복됩니다. 하지만 노년기에는 이미 전정기능이 저
하되어 있는 상태에서 전정신경염으로 인한 손상까지 입게 되
면 몸은 균형감각에 직격탄을 맞게 되는 것이죠. 결국 노인들의
전정신경염이 쉽게 회복되지 못하고 만성 어지럼증으로 진행되
는 빈도가 높습니다.

⑦ 메니에르병

노년기 메니에르병은 젊은 층과 비슷한 비율로 발생합니다.
메니에르병은 증상이 전형적일 때는 비교적 쉽게 진단할 수 있
지만, 전형적인 증상이 아닌 한두 가지 증상이 반복될 때는 진단
이 쉽지 않습니다. 특히 노년기에는 이미 청력이 나빠져 있는 경
우가 많아 메니에르병은 전형적이지 않은 증상으로 나타날 확
률이 더 높습니다.

⑧ 전정편두통

전정편두통은 주로 젊은 나이에 발생하는 반복적인 어지럼
증의 주요 원인이지만, 노년기에도 발생할 수 있습니다. 또 젊은
시절부터 전정편두통이 있던 환자들은 나이가 들어서도 두통과
어지럼증이 반복되기도 합니다. 특히 노년기에는 어지럼증 증
상만 발생하는 경우가 흔합니다. 두통이 없어서 진단에 혼선이
오기도 합니다. 노년기에는 수면장애나 심리적 스트레스 등의
위험 요인으로 증상이 더 악화될 가능성도 높습니다.

⑨ 전정성 뇌전증

노년기에는 다양한 뇌 질환의 증가로 뇌전증epilepsy, 흔히 간질
의 발생률이 높아집니다. 뇌기능의 이상으로 발생하는 다양한
양상의 어지럼증이 경련의 전조로 발생할 수 있습니다. 보통 경
련이 동반되지만, 드물게는 어지럼증만 발생하기도 합니다.

청소년기 어지럼증
- 어린이와 어른 사이에 찾아오는 어지럼증

청소년기는 아동기와 성인기 사이의 기간으로 인간의 성장과 발달 과정상 전환기에 해당합니다. 세계보건기구는 청소년의 기준을 10~24세로 보고 있는데, 보통 이 나이는 성장기에 해당하기 때문에 신체적·정신적으로 급격한 변화를 겪습니다.

과거에는 뇌 발달이 대략 6세 이전에 끝난다고 생각했습니다. 그러나 이는 신경세포의 수만 보는 견해에 불과합니다. 뇌의 성장을 신경망 형성이라는 관점에서 보면, 20대 초중반까지도 계속 성장한다고 볼 수 있습니다. 청소년기의 뇌 신경망 형성은 뇌 전반에 걸쳐서 동시에 일어나지 않고 부위마다 성장 속도가 다릅니다. 뇌에서 감정을 조절하는 변연계^{limbic system}와 보상에 반응하는 쾌락중추인 중격측좌핵^{nucleus accumbens}은 빠르게 성숙되는 데 반해, 논리적 사고를 담당하는 전두엽의 안와전두피질^{orbitofrontal cortex}은 유년기와 비슷해 상대적으로 미성숙해 있습니다.

결국 감정, 쾌락 중추는 성숙하였으나 이를 조절할 전두엽의 기능은 그에 따라가지 못해 감정과 눈앞의 쾌락에 강하게 반응하는 것입니다. 10대가 강한 자의식과 함께 무모하고 위험한 행동을 감정적, 충동적으로 하는 이유는 이 때문입니다. 따라서 10대 청소년의 '중2병' 성향은 단순히 선택이나 마음가짐의 결과가 아니라 강렬하고 불가피한 신경학적 변화가 만들어 내는 산물임을 부모들이 이해할 필요가 있습니다. 몸은 성인만큼 자라지만, 뇌의 발달은 그에 따라가지 못하는 셈이죠.

어지럼증의 관점에서 보자면, 신체의 균형을 담당하는 중요한 기관 중 하나인 전정계는 임신 말기에 형태학적으로 완성되어 태아가 태어날 때쯤에는 이미 완전한 모양을 갖추고 있습니다. 하지만 기능적인 면에서는 아동기와 청소년기를 거치며 서서히 성숙해집니다. 전정기관의 기능적인 성숙은 15~16세까지 이뤄지는데, 균형감각에서 중요한 시각이나 체성감각의 발달보다 더 늦는 경향이 있습니다. 이렇게 전정계의 기능적인 발달이 늦기 때문에 어린이와 청소년은 성인에 비해 멀미를 더 심하게 하는 것입니다.

뇌 신경계와 신체가 성장하면서 청소년기에도 성인이 겪는

가 다릅니다. 뇌에서 감정을 조절하는 변연계^{limbic system}와 보상에 반응하는 쾌락중추인 중격측좌핵^{nucleus accumbens}은 빠르게 성숙되는 데 반해, 논리적 사고를 담당하는 전두엽의 안와전두피질^{orbitofrontal cortex}은 유년기와 비슷해 상대적으로 미성숙해 있습니다.

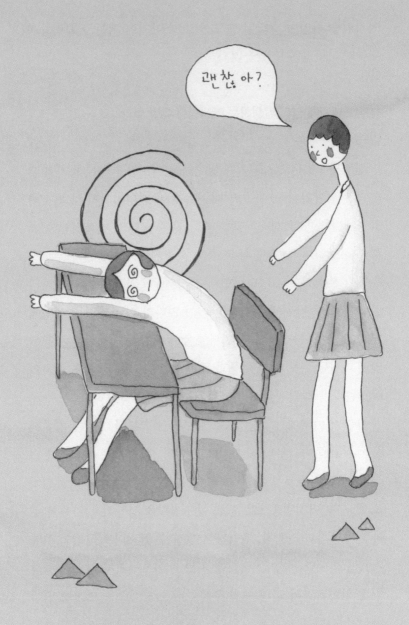

어지럼증 원인이 나타날 수도 있고 소아기에 겪는 어지럼증이 뒤늦게 나타날 수도 있습니다.

청소년기에 많이 발생하는 어지럼증 유발 질환

① 전정편두통

전정편두통은 청소년기에 발생하는 어지럼증 중에서 가장 흔한 원인질환입니다. 아동기 때는 두통이 전형적이지 않고 소아 양성재발현훈(어린이의 어지럼증 참고) 같은 형태의 반복적인 어지럼증을 보입니다. 10세 이후, 특히 사춘기에 접어들면 편두통성 두통이 본격적으로 나타나면서 전정편두통의 양상이 드러납니다. 이전에는 남녀에 뚜렷한 차이가 없다가 이 무렵부터 여성에게서 더 많이 나타납니다. 편두통을 동반한 어지럼증은 두통에 앞서 나타날 수도 있고 두통과 동반될 수도 있습니다. 또 환자의 60%는 두통과 상관없이 나타나기도 합니다.

사춘기 이후에는 학업 스트레스나 진학 부담, 교우관계에서 오는 우울증에서부터 카페인으로 인한 수면장애, 여학생의 경우 생리 같은 호르몬 변화 등의 여러 요인으로 증상이 악화되기도 합니다. 어지럼증으로 인해 학교생활을 정상적으로 하지 못하면 우울감과 박탈감, 무력감이 생길 수 있으니 적극적인 치료가 필요합니다. 적절한 시기에 치료가 이루어지지 않으면 증상이 만성화되면서 거의 매일 두통이나 어지럼증을 느끼게 됩니다. 학업이나 교우관계로 인한 스트레스는 학교에 가면 더하고 집에서 쉬면 덜해져 간혹 꾀병이나 심리적인 문제로 오인받기도 합니다.

② 체위성 기립빈맥 증후군

청소년기에 흔하게 나타나는 대표적인 어지럼증의 원인으로 체위성 기립빈맥 증후군Postural orthostatic tachycardia syndrome, POTS이 있습니다. 이 질환은 청소년기에 일어나는 급격한 신체적 성장에 비해 자율신경 기능이 그에 맞춰 성숙하지 못해 발생하는 것으로 추정됩니다.

누워 있다가 갑자기 일어날 때 발생하는 빈맥으로 뇌 혈류가 감소하면서 순간 어지럽고 심하면 눈앞이 노랗게 보이거나 캄캄해지면서 실신하기도 합니다. 또한 기립불내성과 함께 오심, 가슴이 이유 없이 두근거리는 심계항진, 숨이 가빠지는 무력감이나 피곤감을 호소하게 됩니다.

증상이 반복되지 않기 위해서는 평소 수분을 충분히 섭취하고 잠도 규칙적으로 자야 합니다. 또한 누웠다가 일어날 때에는 천천히 일어나도록 주의해야 합니다. 보통 일상생활에서 이러한 습관만 들여도 어지럼증의 상당 부분을 예방할 수 있습니다. 증상이 심할 때는 바로 앉거나 한동안 누워 있으면 부족한 뇌 혈류가 회복되면서 어지럼증이 사라질 수 있습니다. 청소년기에 발생하는 기립성 어지럼증은 성인이 되고 자율신경계가 성숙하면서 서서히 회복되는 것이 일반적입니다.

어린이의 어지럼증
- 꾀병으로 넘기지 마세요

갓 태어난 아기는 보살핌 없이는 단 한 시간도 생존할 수 없습니다. 숨을 쉬고 우는 것 말고는 할 수 있는 것이 없을 만큼 연약합니다. 집중적인 보살핌을 받은 이후 1년이 지나야 겨우 걷고, 2년이 지나야 자기 생각을 말로 표현하기 시작하며, 이후에도 긴 시간 동안 양육자의 돌봄을 받아야 독립적인 생활을 할 수 있습니다. 물론 사회적 독립은 더욱 오래 걸립니다. 하지만 동물들은 어떤가요? 방금 태어난 송아지는 몇 시간만 지나면 혼자서 일어서고 돌고래는 태어나자마자 바로 헤엄칠 수 있습니다. 이렇게 대부분의 동물들은 인간처럼 오랜 시간 보살핌과 교육을 받지 않아도 빠르게 자립할 수 있습니다.

이런 차이는 어디에서 오는 것일까요? 그 비밀은 뇌에 있습니다. 성장이 빠른 동물들은 이미 뇌에 많은 것이 결정된 채로 태어납니다. 즉 미리 신경 회로가 다 만들어져 태어나 많은 훈련을 거치지 않아도 정해진 신경 회로에 따라 즉시 작동이 가능한 것입니다. 반면에 인간은 충분한 수의 뇌 신경세포를 가지고 태어났지만 신경세포들 간의 연결 회로를 제대로 갖추지 않아 미성숙한 상태입니다. 신생아의 신경 회로는 숨쉬기, 울기, 빨기, 응시하기 정도의 기본 기능 정도가 고작입니다.

이런 차이는 어떤 결과를 가져올까요? 동물은 이미 형성된 신경연결망 덕분에 태어나자마자 곧바로 달리고 헤엄칠 수 있지만 이런 고정된 신경망은 환경의 변화에 적절히 대응하기가 매우 어렵습니다. 반면 대강의 방향성만 가지고 태어난 인간은 다양한 환경에 자기를 맞추면서 신경 연결망을 구축하게 됩니다. 즉 태어난 곳의 환경에 자기를 맞추면서 성장하는 인간과 맞추어진 상태로 태어난 동물 간의 차이는, 결과적으로 인간은 어떤 환경(북극에서 적도까지)에서도 생존할 수 있게 만들었고 동물은 서식지를 벗어나서는 생존할 수 없게 되었습니다.

어린이 어지럼증의 특징
어지럼증은 나이에 따라서 발현되는 양상과 원인이 매우 다양합니다. 10세 이하의 어린이들에게서 빈번히 일어나는 어지럼증은 빈혈 때문으로 오인하는 경우가 많습니다. 흔히 성장기에 경미한 빈혈이 있을 수는 있으나 어지럼증과는 관련이 없는 경우가 대부분입니다.

또한 '우리 애는 차를 안 타도 멀미를 한다'라며 어린이의 어지럼증을 멀미로 오인하기도 합니다. 멀미는 균형신경계가 미성숙한 어린이에게 흔하지만, 차를 타지 않아도 멀미를 한다는 것은 멀미가 아니라 어지럼증을 일으키는 원인이 따로 있다는 의미입니다.

어린이들이 어지럼증을 호소할 때 특히 주의할 점이 있습니다. 어린이 자신의 증상을 말로 제대로 표현하지 못한다는 것입니다. 따라서 부모님 입장에서 아이의 어지럼증을 정확하게 파악하기가 쉽지 않습니다. 특히 유아들은 '어지럽다'라는 말의 의미를 전혀 다르게 사용하는 경향이 있습니다. 일반적인 두통이나 기운이 떨어지는 느낌도 모두 어지럽다고 표현하기도 합니다. 이를 부모님이 대신 의사에게 전달하면서 의미가 왜곡되기도 합니다. 아이가 말을 하면 그나마 낫습니다. 말보다는 행동으로 표현하는 경우가 많은데, 잘 놀다가 갑자기 울거나 불안해하기도 합니다. 식은땀을 흘리며 보채거나 엄마에게 매달리는 등다양한 행동으로 어지럼증의 불편함을 표출합니다.

상황이 이렇다 보니 보호자나 의사가 아이의 어지럼증을 쉽게 간파하지 못해서 증상이 상당히 진행된 다음 뒤늦게 상황을 인지하기도 합니다. 늦은 진단은 고스란히 문제로 남게 됩니다. 특히 청력 손실이 같이 진행되면 집중력 저하, 인지 발달 장애, 행동 장애 유발 등 영구적인 학습 장애로도 이어질 수 있습니다. 설상가상으로 자녀가 어린이집이나 학교에 가기 싫어 꾀병을 부리는 것으로 오해하고 아이를 다그치면 아이가 증상을 숨기는 경우가 있어서 병은 더 악화되고 말죠.

실제로 통계에 의하면, 어린이의 5~15% 정도가 한 번 이상의 어지럼증을 겪는다는 보고가 있습니다. 비록 어린이가 성인보다 어지럼증을 호소하는 비율이 낮지만, 실제로 전문가들은 통계로 잡히지 않는 어린이 어지럼증 사례가 이보다 훨씬 많을 것으로 추정하고 있습니다. 적절한 대화 능력과 표현 능력의 부족으로 어린이 어지럼증이 그간 간과되었을 가능성이 많기 때문입니다.

어린이 어지럼증의 유형

어린이 어지럼증은 원인이 매우 다양하고 성인과는 양상도 다소 다릅니다. 어린이들은 성인에게 흔한 이석증이나 전정신경염, 메니에르병이 상대적으로 드물지만 중추신경계 외상이나 감염, 종양, 전정편두통, 정신과 질환 등이 생길 수 있습니다. 간혹 소아 뇌종양 등의 질환이 어지럼증의 원인이 되는 경우도 있기 때문에 어지럼증을 가벼이 넘기지 않아야 합니다. 어린이 어지럼증은 크게 다섯 가지로 분류해서 접근하는 것이 이해에 도움이 됩니다.

① 청력 감소가 있는 어지럼증

중이염과 내이염, 소아 메니에르병이 이에 해당합니다. 이 경우에는 아이가 소리가 잘 안 들린다는 말을 자주 하거나 부모가 부르는데도 잘 듣지 못합니다. 소아 중이염은 청력 저하와 함께 일시적 현기증, 집중력 저하가 오거나 행동이 서툴고 자주 넘어지게 됩니다. 다행히 적극적인 치료로 좋아집니다. 성인 메니에르병 환자의 약 3%가 소아기 때부터 증상이 시작되는 것으로 알려져 있습니다. 소아 메니에르병 진단 기준은 성인과 같지만 주로 수년간 추적 관찰을 한 다음 진단합니다. 10대 후반에서 20대 초반까지 진단을 확실하게 내리기가 힘든 경우도 있습니다. 메

어린이 어지럼증의 다섯 가지 양상

1. 청력 감소가 있는 어지럼증: 중이염, 내이염, 메니에르병

2. 청력 감소가 없는 어지럼증: 소아양성재발현훈

3. 신경학적 이상 증상이 있는 간헐성 어지럼증: 전정편두통, 뇌전증

4. 신경학적 이상 증상이 있는 지속성 어지럼증: 뇌종양, 뇌혈관 질환, 중추신경 염증성 질환

5. 신경학적 이상 증상이 없는 지속성 어지럼증: 내과적 질환, 심인성 질환

니에르병 환자들은 편두통이 함께 있는 경우가 흔한데 소아 시기에는 증상이 전형적이지 않아 전정편두통과 혼동하기도 합니다.

② 청력 감소가 없는 어지럼증 : 소아 양성재발현훈

소아 양성재발현훈benign paroxysmal vertigo of childhood이나 전정신경염 등이 해당합니다. 소아 양성재발현훈은 청력 저하나 이명 없이 반복되는 어린이 어지럼증의 대표적 원인입니다. 양성돌발두위현훈과 이름이 비슷하지만 전혀 다른 병입니다. 보통 2~6세에 흔하고 만 10세 이전에 대부분 호전됩니다. 남녀 성비는 비슷하고 환자 중 3분의 2가 편두통이나 편두통 가족력이 있습니다. 편두통과 연관성이 높은 것으로 추정되지만 10세 이전 어지럼증이 반복되는 시기에는 두통은 뚜렷하지 않습니다.

이 어지럼증의 특징은 청력 감소나 이명 등의 청력 관련 증상이 없고 다른 신경학적 증상도 없으면서 반복적인 어지럼증이 발생했다가 호전되기를 반복합니다. 머리 움직임이나 자세 변화와 관련 없이 돌발성으로 나타나며 보통 수 분간의 짧은 현훈증이 나타났다가 저절로 좋아집니다. 안진을 동반한 갑작스러운 어지럼증이 특징이며 1년에 수 회에서 수백 회까지 다양하게 나타날 수 있습니다.

③ 신경학적 이상 증상이 있는 간헐성 어지럼증

두통, 의식 저하, 경련 등의 신경학적 증상을 동반하면서 어지럼증이 발생했다 회복하기를 반복합니다. 전정편두통과 전정뇌전증이 여기에 해당합니다.

첫째, 전정편두통은 두통과 함께 어지럼을 호소하면서 이 두 증상이 같이 혹은 따로 올 수도 있습니다. 수 분에서 수 시간, 수일 지속되며, 발작성 회전성 어지럼 및 두통을 겪고 빛이나 소리에 예민해집니다. 멀미를 심하게 하며, 놀이기구를 타면 다른 아이들보다 더 많이 어지러워하고 힘들어합니다. 성인에 비해 음식으로 유발되는 경우가 많으니 음식에 신경을 써 주어야 합니다.(7장 참고) 만 10세 이하에서는 전형적인 두통보다는 다양한 양상으로 어지럼증이 나타날 수 있습니다.

둘째, 전정뇌전증도 반복적인 어지럼증으로 나타날 수 있습니다. 그리스어에서 유래한 단어인 뇌전증은 '외부의 악령에 의해 영혼이 사로잡히다'라는 뜻을 가지고 있었습니다. 흔히 간질병이라고도 불렸지요. 말의 어원과 어감이 부정적이지만 사실은 신경세포의 일시적이고 불규칙적인 이상 흥분 현상에 의한 일시적 신경계 증상입니다. 의학적인 치료를 받을 수 없던 시절, 간질 경련을 보이는 사람들을 보면 뭔가 큰 병이 있는 것으로 오인하기도 했습니다. 뇌전증은 경련이 반복될 때 쓰는 용어입니다. 단발성 경련은 매우 흔해서 전체 인구의 2~3%가 경험할 정도입니다. 경련의 원인은 대뇌피질의 신경세포가 전기 합선을 일으키듯 이상 흥분 현상을 일으키기 때문입니다. 신생아와 유아기, 소아기를 거치면서 뇌는 빠르게 성장하고 성숙하는데 이 과정에서 아직 미성숙한 뇌가 이상 증상을 보일 수 있습니다. 이때 뇌전증 증상이 나타나는 경우가 많습니다. 가장 흔한 것이 열성 경련febrile seizure으로 생후 3개월에서 5년 사이에 시작되는 것이 보통입니다. 일반적인 열성 경련은 열이 떨어지면 사라지고 후유증이 남지 않습니다.

뇌전증은 뇌의 어느 부위에 어느 정도의 이상 흥분파가 전달되느냐에 따라 증상이 매우 다양합니다. 대개 온몸을 떨면서 의식을 잃기도 하지만 국소적일 때는 잠깐 의식만 잃기도 합니다. 이때 주변에서 눈치를 채지 못하기도 합니다. 손만 떨거나 입맛을 다시는 등의 가벼운 증상만 보이기도 합니다. 어지럼증은 뇌전증의 전조 증상이나 국소 발작의 형태로 나타날 수 있습니다. 만약 반복적으로 어지럼증이 있으며 관련된 뇌파의 이상소견이 일치한다면 전정뇌전증을 진단할 수 있습니다.

전정뇌전증은 전형적인 전신 발작의 전조 증상으로 나타나기도 하고(갑자기 어지럼증을 호소하다 정신을 잃고 전신 발작으로 이행), 어지럼증이 유일한 전조 증상인 경우도 있습니다(반복적인 어지럼증을 호소하다가 의식을 잃거나 혹은 잃지 않음). 부분 복합 발작의 증상으로 나타나기도 합니다. 자주 발생하면 이차적인 전신 발작 등으로 이행되어 다치는 경우도 많으니 빠른 진단과 치료가 필요합니다.

④ 신경학적 이상 증상이 있는 지속성 어지럼증

신경학적 이상 증상을 동반한 지속성 어지럼증이 있는 환자는 뇌 질환이 있는 경우가 많습니다. 뇌종양, 탈수초성 뇌 질환, 선천성 뇌혈관 질환 등 기질성 뇌질환도 어지럼증을 호소할 수 있습니다. 마비나 보행실조, 구음장애, 복시 등의 신경학적 증상을 동반하는 경우는 심각한 뇌 질환으로 인한 증상일 수 있으므로 신속한 진단과 치료가 필요합니다.

⑤ 신경학적 이상 증상이 없는 지속성 어지럼증

소아 당뇨나 갑상선 질환, 심한 빈혈을 유발하는 내과적 질환, 소아 심인성 어지럼증 등이 여기에 해당합니다. 소아 심인성 어지럼증은 대개 사춘기 이전의 어린 학생들에게 많이 생깁니다. 우울증이나 적응장애, 불안, 행동장애, 과호흡과 관련하여 나타납니다. 실제 어지럼증이 있는지 아니면 다른 목적 때문에 꾀병을 부리는 것은 아닌지 파악해야 합니다. 어린이의 심인성 어지럼증은 학교 가기 전, 시험 직전, 다툼이나 꾸중 이후에 발생하는 경향이 있습니다. 그러나 갑자기 어지럽다고 드러눕거나 구역질, 구토 등을 하면 심리적인 문제보다 실제로 어지러울 가능성이 있습니다.

여성의 어지럼증
- 여성은 과연 더 어지러운가?

일반적으로 여성이 남성보다 더 어지러워하는 것 같은데 정말 그럴까요? 실제 건강심사평가원의 통계에 따르면 전체 어지럼증 환자 중에서 여성 비율이 남성에 비해 2배가량 높게 나타납니다. 특히 40~60대 연령의 여성에게 어지럼증 발병이 더욱 두드러지는데 이 연령대의 여성은 전체 어지럼증 환자의 40% 정도를 차지합니다.

하지만 모든 어지럼증이 여성에게서 흔한 것은 아닙니다. 여러 번 강조한 것처럼 어지럼증은 질환이 아니라 증상이며 어지럼증을 일으키는 질환에 따라 여성이 더 많은 질환도 있고 남성이 더 많은 질환도 있으며, 성별의 차이가 없는 질환도 있습니다.

여성이 더 어지러운 이유

그렇다면 여성에게서 어지럼증이 더 흔한 이유는 무엇일까요? 빈혈 때문일까요? 여러 번 강조했지만 빈혈이 어지럼증의 직접적인 원인이 되는 경우는 매우 드뭅니다. 그보다 앞에서 살펴본 어지럼증을 일으키는 대표적인 원인들, 즉 전정편두통, 이석증, 심인성 어지럼증, 기립빈맥증후군, 멀미 등이 여성에게서 더 많이 나타나므로 전체 어지럼증의 환자 중 여성의 비율이 높을 수밖에 없습니다.

이렇게 주요 어지럼증의 원인이 여성에게서 더 자주 나타나는 이유는 여성이 어지럼증을 일으키는 여러 질환에 남성보다 취약하기 때문입니다. 그렇다면 여성은 왜 어지럼증을 일으키는 질환에 취약할까요? 먼저 호르몬 영향을 들 수 있습니다. 초경, 생리, 임신, 출산, 폐경 등과 관련된 호르몬은 여성의 신체와 건강 상태에 다양한 영향을 미칩니다. 대표적으로 편두통과 관련된 어지럼증은 여성의 비율이 가장 높은 원인질환으로 80% 가량이 여성 환자입니다. 전정편두통은 생리주기에 따른 호르몬 변화에 민감하게 영향을 받는 대표적인 질환입니다.

다음으로 심리적인 영향을 들 수 있습니다. 심인성 어지럼증은 이석증 다음으로 흔한 원인이며 여성에게서 더 자주 발생합니다. 심인성 어지럼증에 중요한 영향을 미치는 불안증, 우울증 환자 가운데 여성 비율이 높은 것이 영향을 주는 것으로 추정됩니다.

여성 환자의 비율이 높은 것은 인구 구성에도 그 이유가 있습니다. 어지럼증은 65세 이상에서 발병률이 높아지는데 노인 인구 구성에서 여성의 비율이 훨씬 높기 때문입니다. 나이가 많을수록 발생률이 높아지는 이석증도 여자와 남자의 비율이 2:1 정도로 여성에게서 더 흔합니다.

여성에게 더 흔한 어지럼증 질환

① 전정편두통

전정편두통은 젊은 여성에게서 흔히 볼 수 있고 여성 어지럼증의 원인 중에서 가장 비율이 높습니다. 일반적으로 전체 편두통 환자 가운데 여성 환자가 75%가량입니다. 여기에 어지럼증을 동반하는 전정편두통은 여성이 80%일 정도로 여성에게 더욱 흔하죠. 그 이유는 편두통이 여성호르몬, 특히 에스트로겐 농도가 낮아질 때 쉽게 유발되기 때문입니다. 여성은 초경을 시작으로 매달 생리를 하고 뇌하수체와 난소의 작용으로 에스트로겐과 프로게스테론의 반복적인 상승과 하강을 겪게 됩니다. 생리 주기에 따라 에스트로겐이 줄어들면 편두통에 민감한 상태가 됩니다. 이런 변화는 출산 후와 폐경 때도 두드러집니다.

② 이석증

2018년도 기준으로 이석증으로 고통받고 있는 여성 환자는 대략 26만 명입니다. 일반적으로 여성이 남성보다 2.4배 정도 많습니다. 원인을 알 수 없이 발생하는 특발성 이석증의 경우, 고령과 여성에게서 많이 발생한다는 보고가 있습니다. 최근 이석증 환자에게서 골다공증이 많이 발견된다는 연구 결과를 볼 때, 폐경기 이후 호르몬의 변화와 골밀도 감소로 인한 골다공증의 발생과 관련 있을 것으로 추정하고 있습니다. 하지만 아직 명확한 이유는 규명되지 않았습니다.

③ 기립빈맥증후군

기립성 저혈압과 함께 기립성 어지럼증의 원인으로 기립빈맥증후군이 있습니다. 누웠다 혹은 일어설 때 혈압의 변화가 없으면서 심장박동이 10분 이내에 30회(소아는 40회) 이상 증가하거나 분당 120회 이상일 때 기립빈맥증후군이라고 진단합니다. 15~30세에서 흔하고 여성이 남성보다 5배 정도 많은 것으로 알려져 있습니다. 모든 기립성 어지럼증처럼 이 질환도 누우면 호전되고, 만성적인 기립불내증을 일으킵니다. 해당 환자의 90%가 어지럼증과 피곤함을 느낍니다.

④ 멀미

멀미는 보통 5세 이상에서 시작되어 13세 정도에 정점에 이르고, 이후 나이가 들면서 점차 감소합니다. 멀미의 민감도는 유전적, 환경적 요인에 따라 다르지만, 보통 남성보다 여성이 2배가량 심하다는 연구 결과가 있습니다. 특히 임신 중이거나 생리 기간, 호르몬 요법을 할 때 더 자주 발생하죠.

⑤ 메니에르병

메니에르병의 경우, 여성의 발병률이 남성보다 1.5~2배 더 많다고 합니다. 특히 양측성으로 진행하는 메니에르병의 경우, 여성의 발병 빈도가 더욱 증가합니다. 생리 주기에 따른 호르몬의 변화나 피임약, 폐경기의 여성호르몬 투여 등이 메니에르 발작에 영향을 미치는 것으로 추정하고 있습니다. 특히 양측성 메니에르병의 대표적 원인인 자가면역질환은 전체 환자 가운데 70~80%가 여성입니다.

⑥ 전정신경초종

전정신경초종은 귀와 뇌를 연결하는 8번 뇌신경에서 발생하는 종양을 말합니다. 전체 뇌종양의 8~10%를 차지하며 소뇌교각부에 생긴 종양의 90%가 전정신경초종입니다. 30~40대 여성에게 자주 발병하고 한쪽에서만 주로 생깁니다. 여성의 경우, 남성에 비해 종양이 자라는 속도도 더 빠르다는 보고가 있습니다.

이것만은 꼭 기억해요

◆ 만성 어지럼증은 3개월 이상 지속되는 어지럼증을 말하며 원인과 경과가 다양하다. 복합적인 원인이 관여되어 있으므로 정확한 진단과 치료가 필요하다.

◆ 노년기는 어지럼증이 가장 흔하게 발생하는 시기이며 노인성 균형장애는 특별한 질환이 없어도 발생할 수 있다. 노년기 어지럼증은 낙상으로 인한 심각한 문제를 일으킬 수 있으므로 적극적인 치료가 필요하다.

◆ 청소년기에는 아동기와 성인기의 어지럼증이 모두 나타날 수 있는 시기다. 전정편두통이 이 시기에 본격적으로 나타난다.

◆ 어린이의 어지럼증은 치료가 늦어지면 여러 심각한 장애를 유발할 수 있으므로 신속한 치료가 필요하다.

◆ 남성보다 여성에게서 어지럼증이 더 흔하다. 전정편두통, 이석증, 심인성 어지럼증 같은 주요 원인들이 여성에게서 더 흔하게 나타나기 때문이다.

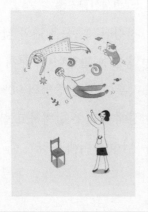

3부

어지럼증, 어떻게 치료할까?

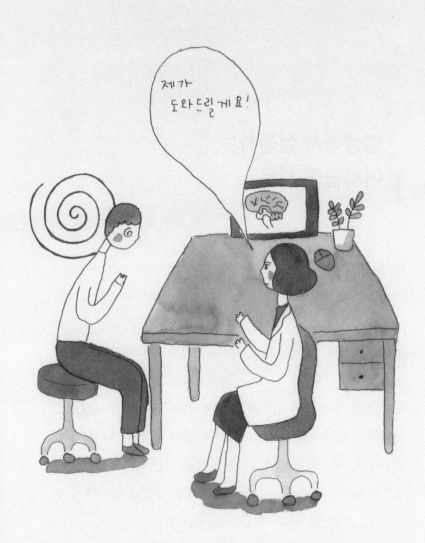

7장

일상에서 실천하는
어지럼증 치료

"어지럼증은 세심하게 진찰하고 정성껏 치료하면 대부분 완치되거나 호전된다."

이 말은 제가 항상 강조해 온 말이고, 20년이 넘는 시간 동안 어지럼증 전문의로 환자들을 진찰하면서 마음에 새기고 있는 말입니다. '정성껏 치료한다'라는 말에는 많은 의미가 있습니다. 경우에 따라 약을 먹고, 주사를 맞고, 혹은 수술을 받아야 할 수도 있고, 균형재활치료를 받을 수도 있습니다.

하지만 '정성껏 치료한다'는 말이 병원에서 하는 의학적 치료만을 의미하는 것은 아닙니다. 어지럼증으로 고생하는 환자가 스스로 주도적으로 해야 하는 일상생활에서의 치료도 '정성껏 치료한다'의 중요한 부분을 차지합니다.

1부에서 어지럼증이란 무엇인지에 대해서 설명했고, 2부에서 어지럼증의 다양한 원인에 대해서 알아보았습니다. 드디어 3부 에서는 어지럼증을 어떻게 '정성껏' 치료할 것인지에 대해서 이 야기해 보도록 하겠습니다.

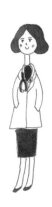

어지럼증과 수면
- 인생의 3분의 1을 투자할 만큼 중요한 수면

인간은 생애의 3분의 1, 약 25년에서 30년이라는 긴 시간을 잠으로 보냅니다. 잠을 자는 동안에는 적의 공격에 무방비인 취약한 상태일 수밖에 없으며 먹지도, 일하지도, 공부하지도, 번식하지도 못합니다. 그렇다면 인류는 왜 생애의 3분의 1이나 되는 긴 시간을 잠을 자야만 하는 식으로 진화를 했을까요? 왜 그 많은 시간을 날려 버리는 어처구니 없는 식의 진화를 선택한 것일까요?

가장 단순한 답은 잠은 그만큼 중요한 의미가 있다는 것입니다. 인류는 일부러 자신의 수면 시간을 줄이는 유일한 종입니다.

그 시간이 너무 아까운 나머지 어떻게 해서든 잠을 줄여 시간을 낭비하지 않으려고 노력합니다. 그리고 사회는 그런 노력을 훌륭한 행동으로 칭송하기도 합니다. 더욱이 전기가 발명되고 난 이후 현대사회는 수면을 더 잃어 가고 있습니다. 한 통계에 의하면, 우리나라 성인의 평균 수면 시간이 지난 40여 년 사이에 1.5시간가량 줄었다고 합니다. 제가 중학교에 입학할 때 부모님께 받았던 선물은 표지에 나폴레옹이 그려진 《수학 완전 정복》이라는 참고서였습니다. "나폴레옹은 하루에 3시간 잤다더라"라는 말씀과 함께 말이죠. 이제 중학생이 되었으니 잠을 줄이고 열심히 공부하라는 은근한 압박이었던 것 같습니다.

그렇다면 수면은 어떤 의미가 있는 것일까요?

인류의 진화가 잠을 선택한 것은 어처구니 없는 실수가 아니었습니다. 잠은 24시간이라는 신체주기에 맞춰 되풀이되면서 우리 몸을 회복시킵니다. 우리의 뇌와 몸을 회복시키는 세 가지 요소로 음식과 운동, 그리고 잠을 꼽을 수 있습니다. 잠을 자면서 우리는 학습과 기억, 논리적 판단력을 증진시키고 감정과 뇌 회로를 재조정합니다. 이뿐만 아니라 면역력 증진과 몸의 대사 상태 복구, 호르몬 분비, 식욕 조절, 혈압 조정 등을 한꺼번에 처리합니다. 우리가 신체적으로 건강한 상태를 유지하고 몸의 정상적인 수행 능력을 유지하기 위해서는 반드시 잠을 잘 자야 합니다.

수면은 어지럼증과도 중요한 상관관계를 갖고 있습니다. 수면 부족이 특정 어지럼증에 직접적 원인이 된다는 연구 결과는 많지 않지만 대부분의 어지럼증으로 고생하는 환자들과 의사들은 수면과 어지럼증이 얼마나 밀접한 관련을 가지고 있는지 알고 있습니다. 수면 부족은 어지럼증을 악화시키는 가장 큰 원인 중 하나라는 것을 말입니다. 잠이 부족하면 환자는 어지럼증이 더욱 악화되고, 완치된 어지럼증이 재발하기도 합니다. 특히 수면 부족은 전정편두통과 심인성 어지럼증을 악화시킵니다. 또 파킨슨병이나 소뇌위축증 등 퇴행성 뇌 질환으로 고생하는 환자는 뇌 기능의 퇴화로 수면장애를 겪으며 이로 인해 균형감각이 더욱 약해지는 악순환을 겪게 됩니다.

그럼 대체 얼마나 자야 할까요? 적절한 수면의 양은 개인마다 차이가 있지만, 성인은 하루 7~8시간 정도 자야 합니다. 같은 연령대라고 해도 수면의 양은 상황에 따라 차이가 큽니다. 유전적 요소와 환경, 생활 리듬도 수면 시간에 많은 영향을 줍니다. 수면의 질도 중요합니다. 수면은 단순히 쉬는 것이 아니라 낮에 쌓인 스트레스와 육체의 피로를 풀고 기억과 학습 등 고등 인지기능을 강화하는 과정이기도 합니다.

"저는 4시간만 자도 괜찮습니다" "젊어서 그런지 하루 이틀은 밤을 새워도 견딜 만합니다"라고 말하는 환자들이 있습니다. 적절한 수면의 양에 개인차가 있다 하더라도 '견딜 만한' 것과 '충

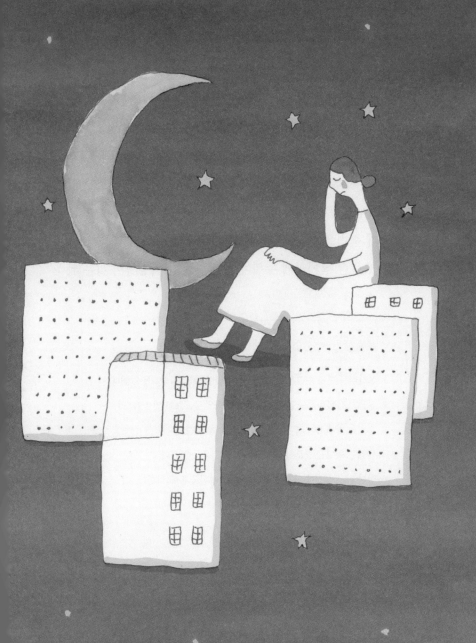

분한' 것은 엄연히 다릅니다. 우리가 체감상 괜찮다고 느낄지라도 몸은 이미 수면 부족을 겪으며 망가지고 있는지 모릅니다.

어지럼증을 예방하거나 증상을 악화시키지 않는 수면을 하려면 어떻게 해야 할까요? 제일 먼저 일정한 수면 시간과 장소를 정해야 합니다. 사람의 몸은 주변 환경에 따라 생체 리듬을 최적화하는 '생체 시계'를 갖고 있습니다. 매번 수면 시간과 장소가 달라지면 그만큼 몸이 적응하는 데 시간과 노력이 들 수밖에 없죠.

잠자리 주변에 수면을 방해하는 요소들이 있다면 제거해야 합니다. 요즘은 잠자리에 누워 핸드폰을 보는 사람들이 많은데,

어지럼증을 예방하는 수면 습관

1. 잠자리 주변에 수면을 방해하는 요소들(핸드폰, 소음, 조명)을 없앤다.
2. 잠들기 전에 따뜻한 목욕이나 마사지, 음악 등으로 숙면을 유도한다.
3. 수면을 방해하는 커피나 녹차, 술, 담배를 피한다.
4. 낮에는 햇볕을 충분히 쬐며 규칙적으로 운동을 한다.
5. 항상 같은 시간에 자고 일어나며 수면 패턴을 몸에 익힌다.
6. 침대에서는 오로지 잠만 잔다(독서나 휴대폰, TV 보기 금지).
7. 깨어 있을 때 침대에 오래 누워 있지 않는다.
8. 매일 정해진 곳에서 잔다.
9. 낮잠이나 초저녁 잠을 자지 않는다.

이는 불면증을 유발하는 매우 나쁜 습관입니다. TV나 조명, 독서대 등 수면에 불필요한 물건도 없애야 합니다. 침대에서는 오로지 잠만 자야 합니다. 낮에 햇볕을 쬐면서 규칙적인 운동이나 활동을 하면 수면의 질을 높일 수 있습니다. 커피나 녹차 등 카페인을 함유한 음료나 탄산음료, 술, 담배 등의 기호식품도 줄여야합니다. 잠자리에 들기 전에 따뜻한 목욕이나, 전신 마사지, 평온한 음악 등을 통해 스트레스를 풀고 긴장을 이완시키는 것도 숙면에 좋습니다.

밤에 충분한 수면을 하지 못하면 낮 동안 잠을 보충해야 할 것 같아 낮잠을 자거나 누워서 쉬는 경우가 많습니다. 이런 습관은 불면증으로 가는 지름길입니다.

무엇보다 근심 걱정은 수면의 적입니다. 우리는 하루에 8만여 가지의 생각을 하고, 그 생각의 대부분은 반복적이며 많은 경우 부정적인 것이라고 합니다. 이런 상태에서 하루의 걱정을 짊어지고 잠자리에 눕는다면 편안한 수면은 당연히 어려울 수밖에 없습니다. 물론 고민스러운 생각들이 떠오르는 것을 완전히 막을 수는 없지만 명상이 편안한 수면에 도움이 될 수 있습니다. 명상은 단순히 종교적인 목적을 벗어나 정신 이완과 스트레스 해소를 목적으로 하는 치료 방법의 하나입니다. 하루의 일과를 마치고 조용히 자신의 내면을 응시하는 명상은 단순한 수양을 넘어 복잡한 생각들의 반복과 수면장애를 극복하는 데 도움이 될 수 있습니다.

어지럼증과 음식
- 어지럼증에 좋은 음식은 따로 없다

"어떤 음식이 몸에 좋다"라는 뉴스에 사람들은 관심을 보입니다. 그런데 건강 정보가 시시때때로 다릅니다. 예를 들면, 어느 날은 '○○대학의 연구 결과 커피는 몸에 이롭다. 심장에 좋고 체중 조절에도 도움이 된다'라는 뉴스를 접합니다. 그런데 다음 날 '△△연구팀의 연구 결과 커피는 몸에 해롭다. 두통을 일으키고 혈압을 악화시킨다'라는 정반대의 뉴스를 듣게 됩니다. 이렇게 '어떤 음식이 좋다, 나쁘다'라는 뉴스는 종종 사람들을 혼란에 빠뜨립니다. "음식의 효능에 대한 뉴스의 유통기한은 시리얼의 유통기한보다 짧다"는 조소 섞인 말이 있을 정도지요.

어떤 원인의 어지럼증으로 진단되든 환자들이 자주 묻는 질문이 있습니다.

"그럼 뭘 먹어야 어지럼증이 좋아질까요?"

어떤 분은 여기저기서 받아 적은 식품 리스트를 가지고 와서는 "여기서 뭘 먹어야 할지 콕 집어 주세요"라고 재촉하기도 합니다. "어디서 보신 거예요?"라고 물으면 유튜브에서 봤다고 합니다. 정말 잠깐만 인터넷을 찾아보면 '이러이러한 음식이 어지럼증에 좋다'는 식의 정보들이 수두룩하게 나옵니다. 개인적으로 이런 콘텐츠들을 보고 있으면 마음이 무겁고 불편합니다.

환자들의 마음은 알 것 같습니다. 몸이 허하고 어지러우니 뭔가 잘 먹어서 빨리 회복해야겠다는 마음이죠. 십분 이해하고도 남지만, 사실 어지럼증에 좋은 음식이 따로 있는 것은 아닙니다. 유튜브 영상에서 소개하는 것처럼 어지럼증에 좋은 음식과 나쁜 음식으로 분류하는 이분법식 접근은 옳지 않습니다. 어지럼증의 원인이 다양한 만큼 어떤 어지럼증에는 좋은 음식이 다른 어지럼증에는 악영향을 주기도합니다.

저에게 어지럼증에 좋은 음식을 말해 달라고 한다면, 아무리 생각해도 물 외에는 딱히 떠오르지 않습니다. 그러나 "평소에 물을 많이 마시세요"라는 조언조차 매우 조심스럽습니다. 물도 어떤 경우에는 건강을 악화시킬 수 있기 때문입니다. 심장이나 신장 기능이 좋지 않다면 과다한 수분 섭취는 증상을 악화시킬 수도 있습니다. 물을 포함해 어지럼증에 좋다고 하는 특정 음식을 집중적으로 섭취하라고 조언하는 것은 환자에게도 위험하고 상식에도 어긋납니다. 어지럼증에 좋은 음식을 찾기보다는 어지럼증의 원인에 따라, 또 환자 개개인의 상태에 따라 주의해야 할 음식을 아는 것이 더 중요합니다.

물과 어지럼증

수분이 부족한 탈수 상태에서는 대부분의 어지럼증이 악화됩니다. 기저질환으로 심부전증(심장)이나 신부전증(콩팥)을 앓는 분들이 아니라면 평소 물을 충분히 마시는 것이 좋습니다. 수분을 충분하게 섭취하면 어지럼증이 악화되는 것을 어느 정도 예방할 수 있습니다. 특히 뇌졸중 환자가 탈수 상태가 되면 혈액의 점도가 올라가 그만큼 혈관 내 혈전이 만들어질 위험이 높아집니다. 또한 탈수로 인해 혈액량이 부족해지면 뇌의 허혈성 변화가 악화될 수 있습니다. 전정편두통을 앓거나 자율신경실조증으로 인한 기립성 저혈압으로 고생하는 환자 또한 탈수 상태에서 증상이 악화될 수 있습니다. 메니에르병을 앓는 환자에게도 꾸준한 물 섭취는 중요합니다. 물을 많이 마시면 항이뇨 호르몬의 양이 늘어 내림프수종을 완화할 수 있기 때문입니다.

소금과 어지럼증

소금은 어지럼증에 좋은 음식일까요, 나쁜 음식일까요? 답은

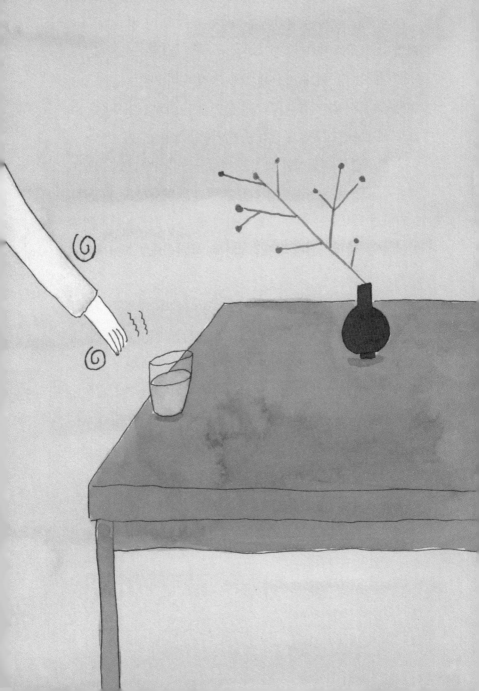

'어지럼증의 원인에 따라 다르다'입니다.

기립성 저혈압에서 오는 어지럼증은 소금의 섭취를 늘리면 도움이 됩니다. 반면 메니에르병은 짠 음식이 어지럼증의 직접적인 악화 요인으로 작용합니다.

한식에는 국, 찌개, 소금에 절인 음식 등이 많아 나트륨 함량이 높습니다. 실제 우리나라 사람들의 염분 섭취는 하루 15~20g으로 세계보건기구의 일반적인 권장량의 2배를 넘기 때문에 한식을 즐기면서 저염식을 하기는 어렵습니다. 그러므로 소금의 섭취가 도움이 된다고 해서 기립성 저혈압 환자가 소금 섭취를 늘린다면 득보다는 실이 많을 수밖에 없습니다. 뇌졸중 위험 요인이 있는 환자도 과량의 소금 섭취는 장기적으로 악영향을 줄 수 있습니다.

습관을 고치기가 쉽지는 않겠지만 세심하게 신경 쓴다면 매일의 식사에서 염분을 줄일 수 있습니다. 평소 찌개나 탕을 먹을 때 건더기만 건져 먹고 국물은 가능하면 먹지 않기, 음식을 간장이나 고추장, 쌈장 같은 소스에 찍어 먹지 않기, 젓갈이나 장아찌 같은 염장 식품을 가급적 피하기, 칼륨이 풍부한 채소와 과일을 먹어서 체내 나트륨 배출을 활성화하기, 가능하면 음식의 조리 단계를 줄이기(같은 음식이어도 생으로 먹거나 조리 단계를 줄여 염분 섭취를 줄일 수 있음), 소금 대신 후추, 고춧가루 같은 향신료 이용하기 등의 방법이 효과적입니다.

술과 어지럼증

술은 인류가 가장 오랫동안 함께해 온 음식 중 하나일 것입니다. 적절하게 마시면 일상에 활력소가 될 수 있지만 과음하거나 알코올 감수성이 예민한 사람이라면 문제를 일으킬 수 있습니다.

술은 중추신경억제제의 일종인데, 뇌는 술에 가장 민감하게 영향을 받는 기관입니다. 평소 말수가 적던 사람이 술을 마시면 말이 많아지고 실수를 하는 것은, 알코올이 전두엽의 기능을 억제해 판단력과 자제력을 잃게 만든 결과입니다. 회식이 끝난 뒤 집으로 돌아가는 직장 동료의 비틀거리는 모습은 전형적인 어지럼증 환자의 모습입니다. 몸을 가누지 못하고 갈지 자로 걷는 것은 알코올이 균형을 담당하는 소뇌의 기능을 억제하기 때문입니다.

술은 대부분의 어지럼증을 악화시킵니다. 모든 어지럼증에 예외 없이 나쁜 음식이 있다면 술입니다. 특히 전정편두통의 경우 술은 매우 강력하게 두통과 어지럼증을 유발합니다.

"나는 술을 마시면 술 깨는 데 일주일이 걸려"라고 말하는 분들이 있습니다. 술이 안 깨는 것이 아니라 술로 유발된 두통과 어지럼증이 회복되지 못하는 것입니다. 기립성 어지럼증을 유발하는 자율신경장애도 술로 악화됩니다. 알코올의 혈관 확장 효과와 소변 배출을 촉진시키는 이뇨 효과로 어지럼증이 배가 됩니다.

전정편두통과 음식

반복적인 두통과 어지럼증의 주 원인 중 하나인 전정편두통은 여러 가지 환경적인 요인으로 악화되는 질환입니다. 일부 음식은 중요한 유발 요인으로 작용합니다. 따라서 어떤 음식이 증상을 악화시키는지 평소에 잘 파악할 필요가 있습니다.

모든 전정편두통 환자가 특정 음식에 공통적으로 민감한 것은 아닙니다. 또 한 사람에게서도 같은 음식이 매번 같은 반응을 일으키지도 않습니다. 음식 외에도 여러 가지 환경 요인이 복합적으로 작용하기 때문입니다.

앞서 언급한 대로 전정편두통이 있으면 술은 피해야 합니다. 특히 레드와인은 전정편두통의 증상을 악화시킬 수 있습니다. 레드와인에 들어있는 티라민tyramine, 폴리페놀polyphenol 성분은 전정편두통을 유발하는 악명 높은 물질입니다.

카페인 음료도 피하는 것이 좋습니다. 커피가 두통에 일시적인 호전을 보이기 때문에 두통이 있는 사람들은 알게 모르게 커피를 즐겨 마십니다. 그러나 카페인은 장기적으로 전정편두통을 악화시킵니다. 커피뿐 아니라 에너지 드링크, 홍차, 코코아 등에도 다량의 카페인이 있으니 삼가는 것이 좋습니다. 카페인 함량이 비교적 적은 녹차도 많이 마시면 영향을 받습니다. 이 밖에 소시지나 베이컨, 통조림 같은 가공육에는 아질산염 성분이 들어있는데, 이 성분은 편두통을 유발하는 것으로 알려져 있습니다. 오래 숙성된 치즈나 버터, 초콜릿에 들어 있는 티라민 성분도 편두통을 일으킬 수 있으며, MSG가 들어간 인스턴트식품, 조미료가 많이 들어간 음식, 각종 가공 음식도 두통을 유발할 수 있죠. 탄산음료나 다이어트 음료에 들어 있는 아스파탐 성분, 정제된 밀가루에 들어 있는 글루텐gluten도 편두통 증상을 악화시킬 수 있습니다.

이런 성분이 어디에 얼마만큼 들어 있는지 확인하기는 매우 어렵습니다. 그래서 두통 일기를 쓰는 것이 좋습니다. 일기에 오늘 먹은 음식을 적어 둡니다. 먹은 음식이 곧바로 어지럼증과 두통을 유발하는 것이 아니기 때문에 두통 일기를 통해 이전에 먹은 음식과 증상과의 연관성을 꼼꼼히 따져 보도록 하는 것입니다.

이석증과 음식
이석증은 2년 내에 50%가 재발할 정도로 재발률이 높습니다. 최근 연구에 의하면 골다공증과 비타민D 결핍증 환자에게서 이석증 재발률이 더 높으며, 골다공증의 개선과 비타민D 결핍증을 교정했을 때 이석증 재발률이 낮아진다는 결과가 있었습니다.

어지럼증 환자 중 골다공증 환자의 비율은 여성이 49.9%, 남성이 10.5%로, 어지럼증이 없는 사람들에 비해 2배 이상 높은 것으로 나타납니다. 따라서 골다공증 예방에 도움이 되도록 칼슘

이 풍부한 우유, 요구르트, 멸치, 뱅어, 해조류, 녹황색 채소를 많이 먹고 비타민D의 충족을 위해 햇볕을 자주 쬐는 것이 좋습니다. 칼슘 흡수를 돕고 면역력을 높여 주는 비타민D는 표고버섯, 연어, 달걀 등에 많이 들어 있으니 이 음식들을 충분히 섭취하는 것도 도움이 됩니다. 우리나라 성인을 대상으로 한 연구를 보면 비타민D 결핍증 비율이 매우 높습니다. 비타민D는 먹는 것으로 수치를 높이는 데 한계가 있으니 비타민D가 많이 부족하다면 주사로 보충하는 것도 한 가지 방법입니다.

어지럼증과 운동
- 어지러울수록 운동하세요

누워서 쉬고 싶은 본성을 거슬러 운동을 하고 나면 날아갈 듯 가뿐한 기분을 경험해 보셨지요? 이때의 좋은 느낌은 TV를 보며 군것질을 하는 것과 상대도 안 될 만큼 강력합니다. 귀찮음, 미루기, 게으름이라는 높은 진입 장벽을 이겨내고 땀이 날 정도의 운동을 하고 난 뒤의 상쾌함은 안 해본 사람은 알 수 없는 느낌입니다.

오랫동안 운동은 신체적 기능에만 도움이 된다고 여겼습니다. 하지만 최근 많은 연구들은 운동이 여러 측면에서 뇌 건강과 정신 건강에 도움을 준다는 것을 보여 주고 있습니다.

운동은 학습 기능과 인지기능에 긍정적인 영향을 줍니다. 관자놀이 안쪽에 위치한 해마는 기억과 학습 기능을 수행하는데, 운동은 해마에 있는 신경세포에 긍정적 영향을 주는 것으로 확인되고 있습니다. 또한 전두엽 기능을 자극하여 사고력을 높이는 것으로 알려져 있습니다.

운동을 해 본 사람이라면 숨이 차고 땀이 나도록 달리거나 맨손체조를 할 때 몸에 어떤 변화가 일어나는지 경험해 보았을 겁니다. 정신이 맑아지고 시야가 또렷해지며 뇌의 혈액이 원활하게 돌아가는 것을 느낄 수 있습니다. 이는 운동의 장점이자 매력입니다. 또 운동은 우울이나 불안을 줄이는 데도 효과가 있습니다. 심인성 어지럼증을 유발하는 우울증과 공황장애도 운동으로 많이 완화할 수 있죠. 여기에 혈압을 낮추고 비만을 억제하며 당뇨를 조절해서 여러 혈관계 합병증의 위험을 낮춰 주기도 합니다.

그런데 어지럼증으로 고생하는 환자들에게 운동은 어떤 의미일까요?

"어지러워서 걷기도 힘든데 무슨 운동이냐!"

맞는 말입니다. 어지럼증 환자들은 운동을 어려워하고 피하려 합니다. 움직이면 더 어지러운 것 같기 때문입니다. 그러나 대부분의 어지럼증을 극복하는 데 운동은 오히려 도움이 됩니다. 달리고 뛰는 것만 운동이 아닙니다. 어지러우면 어지러운 대로 해야 하고 할 수 있는 운동이 있습니다. 급성기의 심한 어지럼증을 제외하고는 가만히 누워 있는 것은 어지럼증을 회복하는데 도움이 되지 않습니다.

하지만 균형장애로 운동 중 부상을 입을 수 있기 때문에 심한 어지럼증이 회복될 때까지는 과격한 운동은 피하는 것이 좋습니다. 특히 스쿠버나 스키, 등산, 수영처럼 몸의 균형을 놓칠 때 위험한 사고가 발생할 수 있는 운동은 각별히 조심해야 합니다. 대신 테니스나 배드민턴, 탁구처럼 회전하는 자세가 많은 운동은 어지럼증을 개선하고 균형감각을 증진하는 데 도움이 됩니다.

물론 움직이는 것조차 전혀 할 수 없는 정도로 심하게 어지럽다면 운동은 당분간 자제하는 것이 좋습니다. 어떤 운동을 할지, 어떤 운동을 피할지 스스로 결정하지 말고 주치의와 먼저 상의하여 지금 내 상황과 증세의 심각성, 체력과 근력, 주변 환경까지 감안하여 운동의 종류와 강도를 정하는 것이 좋습니다. 만약 일반적인 운동이 어려울 만큼 균형장애가 심하다면, 균형재활운동을 통해 조금씩 개선해 나갈 수 있습니다. 균형재활운동에 대해서는 8장에서 따로 살펴보겠습니다.

어지럼증과 스트레스
- 자신을 위로하고 격려해 주기

"아, 스트레스 받아!"

"스트레스 때문에 머리 아파."

"스트레스 풀어야 하는데…."

스트레스는 너나 할 것 없이 우리가 입에 달고 사는 말입니다. 어지러운 것도 '스트레스 때문'이라고 자가진단을 하기도 하고, 종종 의사들도 스트레스 때문이라고 합니다.

'스트레스가 만병의 근원'이라는 흔하디 흔한 말을 굳이 꺼내지 않더라도 스트레스가 현대인의 건강을 위협한다는 점은 누구도 부인할 수 없습니다. 어지럼증을 일으키는 거의 모든 질환

역시 스트레스로 인해 증상이 악화될 수 있습니다. 어느 질환이 안 그렇겠습니까? 몸과 마음은 무 자르듯 분리할 수 있는 것이 아니어서 결국 정신적 스트레스는 자신의 신체 중 가장 약한 부분을 건드리기 마련이지요.

어지럼증 환자들에게 스트레스는 수면장애를 유발해 증상을 악화시킵니다. 또 스트레스로 유발된 불안감과 우울감을 느끼는 대뇌피질은 균형을 조절하는 신경 부위와 밀접하게 연결되어 있어 어지럼증을 더욱 악화시키는 역할을 합니다. 결국 스트레스로 인해 어지럼증이 악화되고, 어지럽기 때문에 더욱 스트레스를 받는 악순환에 빠지게 됩니다. 특히 만성적 스트레스는 전정편두통, 심인성 어지럼증, 메니에르병 등을 악화시키는 직접적인 원인이 되기도 합니다.

그렇다면 어떻게 해야 할까요?

"스트레스 받지 마세요"라는 말처럼 공허한 말이 없습니다. 그게 마음대로 되는 게 아니니까요. 그러나 스트레스를 아예 받지 않을 수는 없지만 너무 두려워할 필요는 없습니다.

'스트레스의 아버지'로 불리는 한스 셀리에Hans Hugo Bruno Selye는 《삶의 스트레스The Stress of Life》를 통해 적절한 스트레스가 도리어 활력에 도움을 준다고 했습니다. 연인과의 데이트에 대한 긴장감, 중요한 축구 경기나 콘서트를 앞두고 느끼는 기대감, 첫 출근을 앞둔 떨림…. 사실 이런 기분 좋은 느낌도 넓은 의미에서는

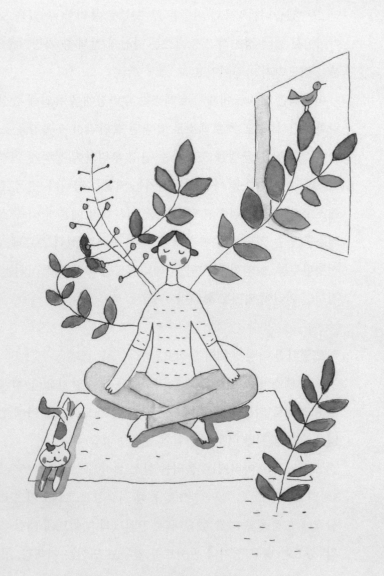

스트레스입니다. 좋은 스트레스를 '유스트레스eustress' 라고 합니다. 언어학에서 스트레스는 말의 강세를 말합니다. 상대방과 대화를 나눌 때 말의 강약이 없으면 같은 말을 해도 의미 전달을 제대로 할 수가 없습니다. 감정 전달도 어렵고요. 그렇듯 우리 삶은 좋은 스트레스와 나쁜 스트레스가 수없이 어우러져 강약의 리듬을 타고 흘러갑니다.

그래서 스트레스 관리법이 중요합니다. 개인마다 느끼는 스트레스에 대한 민감도와 각성도는 각기 다르기 때문에 누구에게나 통하는 최적의 스트레스 관리법은 없을 것입니다. 그 대신 스트레스가 찾아왔을 때, 이를 최소화할 수 있는 방법을 각자 하나씩은 가지고 있으면 좋습니다.

운동, 명상, 기도, 등산, 노래, 춤, 강아지와 산책, 고양이와 놀아 주기, 차 마시기, 뜨개질하기….

어떤 것이든 좋습니다. 나에게 맞는 방법을 찾아보세요. 나 자신을 달래고 위로해 줄 방법이 있을 것입니다. 가능하면 시간과 장소에 제한을 받지 않고 특별한 준비 없이 바로 할 수 있는 게 좋겠지요. 스트레스 관리만 잘해도 어지럼증을 비롯한 여러 질환에서 자유로울 수 있을 것입니다.

어지럼증 대처법
- 환경과 상황에 맞게

갑자기 발생한 어지럼증 대처법

어지럼증이 갑자기 생겼을 때 대처하는 방법은 원인에 따라 다릅니다. 그러나 심한 어지럼증이 생기면 첫째, 조용한 환경에서 누워서 안정을 취하는 것이 좋습니다. 대부분의 급성 어지럼증은 누우면 조금 덜해지기 때문에 도움이 될 수 있습니다. 하지만 이석증의 경우는 누워 있을 때나 누워서 몸을 움직이면 더 심해지니 일어나 앉거나 서는 것이 좋습니다. 이석증이 재발해 갑자기 어지럼증이 생긴 것으로 판단되면 누워 있지 말고 일어나야 합니다.

둘째, 약을 먹는 것도 방법입니다. 처음 생긴 어지럼증이 아니고 원인질환을 알고 있다면 당장 심한 증상을 조절하기 위해 비상약을 먹는 것도 도움이 됩니다. 하지만 전정억제제나 진정제 남용은 오히려 문제를 악화시킬 수 있으니 복용 가능 횟수를 주치의와 상의하는 것이 좋습니다. 또한 심한 메스꺼움이 오기 전에 먹어야 제대로 효과를 볼 수 있습니다. 대부분의 어지럼증 비상약은 졸음이 올 수 있으니 이에 대한 대비가 있어야 합니다.

셋째, 어지럼증을 잘 관찰하면서 동반 증상과 유발 증상을 세심히 관찰하도록 합니다. 추후에 원인을 파악하고 치료 계획을 정하는 데 매우 중요합니다.

넷째, 구토가 나면 병원에 가는 것이 좋습니다. 구토가 있다면 어지럼증이 그만큼 강도가 심하다는 뜻이며 먹는 약이 더 이상 효과를 내지 못하기 때문입니다. 특히 고령의 노인이 구토와 함께 어지러워한다면 위급한 질환일 가능성이 있고 그렇지 않더라도 구토와 탈수 등으로 전신 상태가 빠르게 악화될 수 있으니 긴급한 처치가 필요합니다.

운전 시 발생한 어지럼증 대처법

운전은 나의 안전뿐만 아니라 타인의 안전과도 직결되는 활동입니다. 나의 잘못된 조작으로 상대방도 위험에 빠질 수 있습니다. 따라서 어지럼증 환자는 차량을 운전할 때 신중하고 책임 있는 태도를 가져야 합니다.

어지럼증의 원인에 따라 전혀 예상치 못하게 갑작스러운 어지럼증이 발생할 수도 있고, 터널 안이나 강변북로 등의 높은 램프 구간 위에서 운전할 때도 어지럼증이 발생할 수 있습니다.

운전 중에 갑자기 어지럼증을 느끼게 되면 마치 땅이 꺼지고 옆 차가 내 차로 달려드는 듯한 착각에 빠지게 되어 운전을 계속하는 것은 위험합니다. 이럴 때에는 최대한 빨리 차를 세워 안정을 취하고 도움을 요청해야 합니다. 실제로 미국에서는 주州에 따라 전정신경염 질환을 진단받은 운전자는 해당 질환이 회복될 때까지 법적으로 운전을 제한하기도 합니다.

목욕탕에서 발생한 어지럼증 대처법

우리나라 사람들은 집에 욕조가 있어도 공중 목욕탕에 가는 것을 좋아합니다. 특히 어르신들은 목욕탕과 찜질방에서 친목을 나누고 여가를 즐기기도 합니다. 하지만 목욕탕의 환경은 어지럼증이 악화할 수 있는 여러 가지 요인이 숨어 있습니다. 더운 환경, 땀으로 인한 탈수, 미끄러운 바닥, 눈 감고 머리 감기, 온탕과 냉탕 순회하기 등은 어지럼증 환자의 증상을 악화시키고 낙상 같은 사고로 이어질 수 있는 환경입니다. 그러므로 어지럼증이 심할 때는 공중 목욕탕 방문은 잠깐 중단하는 것이 좋습니다.

온탕에 오래 앉아 있다가 일어서면 갑자기 앞이 가물거리며 어지럼증을 느끼는 일이 흔히 있습니다. 다리에 피가 몰려 있는 상태에서 갑자기 일어나 뇌 혈류가 급격히 감소되어 발생하는 기립성 어지럼증입니다. 온탕에서는 너무 오래 있지 말고, 일어설 때는 매우 천천히 일어서서 욕조 밖으로 조심스럽게 나와야 합니다. 만약 심하게 어지럽다면 다른 사람에게 도움을 청하고 바로 바닥에 누워야 합니다. 때에 따라 정신을 잃고 쓰러져 더 큰 문제가 생길 수 있습니다. 균형감각이 떨어져 있는 경우, 머리를 감으려고 눈을 감았을 때 어지러워 넘어질 수 있습니다. 가능하면 앉아서 머리를 감는 것이 안전합니다.

찜질방에서 너무 높은 온도에 오래 있으면 혈압이 불안정해지고 탈수의 위험도 있습니다. 수분을 충분히 섭취하고 너무 오래 있지 않도록 합니다.

이어폰과 어지럼증

스마트폰으로 음악을 듣고 동영상도 보면서 이어폰 사용이 늘었습니다. 이어폰을 통한 소리 자극은 청력에 부담을 줄 수 있고 어지럼증을 일으킬 수 있습니다.

특히 내림프누공이나 앞반고리관피열증, 메니에르병 등의 경우, 큰 소리의 자극은 어지럼증을 유발할 수 있기 때문에 이어폰을 사용하지 않는 것이 좋습니다. 이어폰을 장기간 사용하면 외이도염이 생길 수 있고 청력도 저하될 수 있어 가능하면 최소한으로 사용해야 합니다.

담배와 어지럼증

건강을 악화시키는 습관은 수없이 많지만 한 가지만 꼽으라고 하면 흡연입니다. 담배의 해로움은 굉장히 많습니다. 니코틴 성분은 혈관을 수축시켜서 혈액순환을 방해하고 혈관벽의 동맥경화성 변화를 촉진시킵니다.

70대에 접어든 어르신들께 담배를 끊으시라고 하면 "내가 평생 담배를 피웠는데 이제 와서 끊는 게 무슨 소용이 있어!"라고 말하시는 분이 더러 계십니다. 그러나 흡연이 심혈관계에 미치는 영향은 지대합니다. 다행스럽게도 금연 이후 4년 정도가 지나면 흡연으로 인한 심혈관계 위험도가 비흡연자와 비슷한 수준까지 떨어집니다. 그러니 지금이라도 늦지 않았으니 담배를 끊으세요.

8장

의학적 치료로
균형을 회복하다

"어지럼증을 느끼면 꼭 병원에 가야 하나요?"

어지럼증은 누구나 한 번씩 상황에 따라 느끼는 증상입니다. 도수가 있는 안경을 새로 맞추거나 높은 곳에서 아래를 내려다볼 때(시각 정보의 이상), 스펀지 위를 걷거나 무빙워크를 타고 걸을 때(체성감각 정보의 이상), 혹은 코끼리 코를 하고 열 바퀴 돌고 났을 때(전정감각 정보의 이상) 등의 상황에서 누구나 일시적으로 어지럼증을 느낄 수 있습니다.

또한 몸이 피곤하거나 감기에 걸려 아플 때, 쪼그리고 앉아 있다가 일어날 때 등 일상생활에서 처하는 다양한 상황에서도 어지럼증이 나타납니다. 이런 경우를 생리적 어지럼증이라고 합니다. 원인이 비교적 분명하고 그 원인이 사라지거나 적응이 되면 어지럼증이 없어집니다. 주변 환경 변화에 의해 일시적으로 일어나는 정상적인 반응입니다.

생리적 어지럼증은 대체로 증상이 경미하고 자연스럽게 회복되므로 반드시 진료를 받을 필요는 없습니다. 그러나 어지럼증이 생겼다가 증상이 사라지지 않고 계속되거나, 경미했던 증상이 시간이 갈수록 점점 심해질 때, 혹은 반복적으로 나타날 때는 가볍게 넘겨서는 안됩니다. 이때 어지럼증은 여러 질환이나 몸의 이상을 나타내는 중요한 징후로 봐야 합니다. 초기에 대수롭지 않게 여기고 넘어갈 경우, 본의 아니게 병을 키워 나중에는 회복이 어려운 상황에 놓일 수 있습니다.

이번 장에서는 어지럼증이 있다면 어떤 경우에 병원에서 의학적 도움을 받아야 하는지 그리고 어떤 의학적 치료가 있는지에 대해 설명하겠습니다.

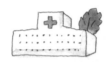

슬기로운 병원 사용 설명서
- 어느 과로 가야 할까?

어지럽다고 모두 병원에서 검사받고 치료해야 하는 것은 아닙니다. 그러나 일시적으로 나타나는 생리적 어지럼증과 적극적인 치료가 필요한 어지럼증을 감별하는 것이 항상 간단하지만은 않습니다. 그러므로 다음과 같은 어지럼증이 나타날 때는 진료를 받는 것이 안전합니다.

어떤 어지럼증이 있을 때 병원을 가야 하는가?

어느 날 갑자기 주변이 빙빙 도는 현훈증이 올 때는 단순한 어지럼증이 아니기 때문에 반드시 병원에 가야 합니다. 급성 현훈증은 뇌에서 속귀에 이르는 전정신경계를 포함하는 균형 시스템에 급성으로 문제가 생겼다는 뜻입니다. 모든 현훈증이 심각한 질환으로 발생하는 것은 아니나 원인을 명확하게 파악하고 치료해야 하는 증상입니다.

또한 어지럼증이 발생했다가 몇 시간 혹은 며칠 뒤 좋아졌는데 얼마 후에 다시 반복되는 재발성 어지럼증도 원인을 규명하고 재발을 예방하기 위해 병원에 가야 합니다. 어지럼증이 나아지지 않고 지속되는 만성 어지럼증인 경우는 증상이 가볍더라도 정확한 진단이 필요합니다. 평소에 고혈압, 당뇨, 흡연, 고지혈증 등 심혈관계나 뇌혈관계의 위험 요인이 있거나 치료받고 있는 환자가 어지럼증을 느낄 때는 증상이 심하지 않더라도 진

병원에 가야 하는 어지럼증

1. 갑자기 빙글빙글 도는 현훈증
2. 재발하는 어지럼증
3. 지속되는 만성 어지럼증
4. 심혈관, 뇌혈관 질환의 위험 요인(고혈압, 당뇨, 고지혈증, 흡연, 가족력)이 있는 환자에게 발생한 어지럼증
5. 악성종양(암) 환자에게 발생한 어지럼증
6. 정상적인 일상생활에 지장을 주는 어지럼증

료를 받는 것이 안전합니다.

어지럼증과 함께 사지의 감각이 이상하거나, 운동기능 마비, 복시, 시야장애가 발생하거나 구음장애, 언어장애 등의 신경학적 증상이 동반된다면 뇌졸중, 뇌종양, 퇴행성 뇌 질환, 염증성 뇌 질환 등의 중추신경계의 이상을 강력하게 시사하는 징후이므로 반드시 신속하게 진료를 받아야 합니다.

악성종양(암)으로 진단받은 환자가 갑자기 어지럽다면 주의를 요합니다. 또한 어지럼증의 심한 정도와 상관없이 이로 인해 정상적인 일상생활에 지장을 받는다면 정확한 원인 규명과 적극적인 치료가 필요합니다.

내 어지럼증은 어느 과로 가야 하는가?

그럼 대체 어느 과로 가야 할까요? 이비인후과? 신경과? 내과? 자신의 질환에 대해 이것저것 좀 살펴본 환자들조차도 막상 자신의 어지럼증이 어느 과에 해당하는지 막막할 때가 있습니다. 어지럼증은 매우 복합적인 원인에 의해 발생하기 때문에 특정 과에 한정되지 않고 여러 과의 협진이 필요한 경우가 있습니다. 절대적이지는 않지만 다음과 같은 기준으로 내가 가야할 과를 선택할 수 있습니다. 만약 해당 과로 갔는데 그 과의 문제가 아니라면 담당 의사가 어디로 가야 할지 알려 줄 것입니다.

제일 먼저 난청, 이명 등과 같은 청력 증상이 뚜렷하게 동반되는 어지럼증일 때는 이비인후과로 가는 것이 좋습니다. 어지럼증이 두통과 동반되거나 다른 신경학적 증상이 같이 있는 어지럼증, 평소 심혈관계 위험 요인 등이 있으면서 갑자기 발생하는 급성 어지럼증, 혹은 만성적으로 진행하는 어지럼증은 신경과로 가는 게 적절합니다. 반면 평소 심장 질환으로 치료받고 있거나, 새로운 약물을 추가로 복용한 후 혹은 약물의 용량을 조절한 후에 발생하는 어지럼증, 호흡곤란이나 흉통 등의 증상이 동반되는 어지럼증이라면 내과로 가야 합니다.

어지럼증으로 고생하는 환자가 정신과로 가야 하는 경우도 있을까요? 심한 불안감, 우울감이 있고 다양한 신체 증상 중 하나로 어지럼증을 느낀다면 정신과 치료를 받는 것이 우선입니

어지럼증 증상에 따른 진료과 선택

1. **이비인후과**: 청력과 관련된 증상이 함께 오는 어지럼증
2. **신경과**: 신경학적 증상, 심혈관계 위험 요인이 있는 환자의 어지럼증, 만성 어지럼증
3. **내과**: 약물 조절 후 발생하는 어지럼증, 호흡곤란, 흉통 등과 관련된 어지럼증
4. **정신과**: 우울감, 불안감과 함께 어지럼증을 느낄 때(다른 원인들이 모두 아닌 것으로 판명된 후)

다. 하지만 어지럼증이 가장 불편하면서 우울감과 불안감이 있다면 정신과 진료 전에 어지럼증의 원인이 무엇인지부터 알아야 합니다. 심인성 어지럼증은 심리적인 문제가 주가 아닌 경우도 흔히 있기 때문입니다.

어지럼증 진료를 위해 무엇을 준비해야 할까?

어지럼증 증상은 원인질환에 따라 매우 다양하며 같은 질환에 의한 증상도 환자마다 다르게 느낍니다. 또한 증상이 오락가락하는 경우 병원에 왔을 때는 아무 증상이 없기도 합니다. 그렇기 때문에 자신의 어지럼증을 자세히 관찰하고 기록하는 것이 좋습니다. 이 기록은 정확한 진단을 내리는 데 귀중한 자료가 됩니다.

증상이 매번 같은지 혹은 달라지는지, 어떤 상황에서 주로 생

어지럼증 진료를 위한 준비물

1. 어지럼증 기록: 양상, 동반 증상, 지속 기간, 반복 횟수, 유발 요인, 일상에서 느끼는 불편한 점
2. 타 병원 진료 기록과 소견서(있는 경우)
3. 검사 결과지(있는 경우)
4. CT, MRI 자료(있는 경우)

기는지, 유발 요인은 무엇인지, 어지럼증의 양상은 어떤지, 호전
이나 악화 요인이 있는지 등을 자세히 적어 두는 것이 좋습니다.
이러한 자세한 기록과 함께 이미 다른 병원에서 어지럼증 관련
검사를 받았거나 진료 경험이 있다면 해당 검사 결과와 소견서,
의무 기록, 영상 기록 등을 준비해서 가면 불필요한 검사와 시간
을 줄일 수 있습니다.

균 형 재 활 치 료
- 움직이면 어지럽지만 움직여야 나아진다

어지럼증에 관심을 가지고 진료를 시작할 무렵, 저를 낙담하게 만드는 것이 있었습니다. 뾰족한 치료법이 없는 어지럼증의 존재였습니다. 의사로서 딱히 도움을 줄 수 없는 어지럼증 환자를 만났을 때의 무력감은 말로 표현할 수 없었습니다. 특히 만성적인 어지럼증을 호소하는 환자의 경우, 기존의 대증적인 약물 치료는 증상을 호전시키기는커녕 오히려 악화시킬 뿐이었습니다. 개중에는 어지럼증 치료약물의 부작용으로 더 힘들어하는 환자도 적지 않았죠. 그렇다고 여러 병원을 전전하다가 실낱 같은 희망을 품고 나를 찾아온 환자에게 "죄송합니다. 별다른 치료법이 없습니다"라는 말을 선뜻 꺼낼 용기도 없었습니다. 특히 신경계 질환으로 인한 만성 어지럼증, 복합적인 원인으로 인한 어지럼증 환자들은 벼랑 끝에 서 있는 심정으로 용하다는 의사들을 수소문하여 찾아오기 때문에 치료법이 없다고 말하기가 더욱 어려웠습니다.

"하루 종일 어지러워서 직장도 못 다니고 그만두었어요."

"어지럼증이 심해 밖에도 못 나가요."

"다녔던 병원마다 다 별 이상이 없다는데 난 계속 어지러워요."

"약을 먹었는데 더 기운이 없고 졸려요. 그래도 참고 먹는데, 어지러운 건 하나도 나아지지 않아요."

환자들의 호소를 들을 때마다 막다른 골목에 서 있는 느낌이었습니다. 그중에는 원인조차 모르는 환자도 있었고, 원인을 알아도 치료가 안 되는 환자도 있었습니다. 그들의 고통을 볼 때마다 의사로서의 능력이 부족한 것은 아닌지 자괴감에 시달렸습니다. 고민 끝에 해결책을 찾고 싶어 미국 연수를 떠났습니다.

미국 연수 기간에 마주했던 만성 어지럼증 환자들도 쉽게 호전되지 않기는 마찬가지였습니다. 하지만 한 가지 눈에 띄는 것이 있었는데 바로 어지럼증 환자들을 대상으로 하는 재활치료였습니다. 어지럼증 재활치료는 만성 어지럼증 치료 방법을 고민하던 제게 많은 영감을 주었습니다. 이 치료법은 어떤 치료로도 호전이 어려웠던 신경계 질환으로 만성 어지럼증을 앓는 환자, 오랫동안 고통받는 복합요인성 어지럼증 환자, 그 외에도 여러 난치성 어지럼증 환자들에게 실질적인 도움이 되고 있었습니다. 많은 경험과 생각의 시간을 보내고 연수에서 돌아와 본격적으로 균형재활치료를 의료 현장에 적용했고, 다행히도 10년이 넘는 시간 동안 많은 만성 어지럼증 환자들을 치료하여 이들이 정상적으로 일상에 복귀하도록 도울 수 있었습니다.

물론 균형재활치료가 모든 어지럼증에 통하지는 않습니다. 어지럼증의 원인은 '어지러울' 정도로 다양하고 접근 방식도 원인에 따라 다양하므로 균형재활치료 또한 적용 방식이 달라야 합니다. 하지만 환자의 상황에 따라 균형재활치료를 적절하게 활용하면 치료법을 찾을 수 없던 난치성 어지럼증 치료에 큰 도움이 될 수 있습니다. 특히 기존의 약물치료나 수술로는 호전되지 않던 어지럼증 환자의 경우에는 더욱 그러합니다. 이전까지 아무런 손도 쓸 수 없던 상황에서 이제 의사가 환자에게 꺼낼 수 있는 강력한 카드가 생긴 거죠.

어느 날 진료실을 처음 찾아온 환자가 이런 말을 합니다.

"선생님, 제 지인이 어지럽단 말을 입에 달고 살았는데 선생님 진료를 받고 정말 많이 좋아졌대요. 그 친구나 저나 안 가 본 병원이 없었지만 몇 년 동안 늘 어지럽고 힘들었어요. 저도 좋아질 수 있을까요?"

균형재활운동을 잘 따라와 준 환자의 소개로 찾아온 또 다른 어지럼증 환자가 이런 말을 할 때 저는 아드레날린이 분출되는 흥분을 느낍니다.

"그럼요. 좋아질 수 있어요!"

균형재활치료란?

균형재활치료를 전정재활치료vestibular rehabilitation therapy라고 부르기도 합니다. 말 그대로 전정기능을 되돌려 균형을 찾는 치료라는 뜻입니다. 하지만 앞에서도 살펴보았듯이 인체의 균형이 단지 전정기능만으로 유지되는 것은 아니기 때문에 전정재활치료라는 말보다는 균형재활치료balance rehabilitation therapy라고 하는 것이 더 정확한 표현입니다.

이 치료법은 1940년대 이비인후과 의사였던 코손Cawthorne과 물리치료사였던 쿡시Cooksey가 처음 개발했습니다. 때와 장소를 가리지 않고 어지럼증 환자들은 누워 있으려고 합니다. 움직이면 증상이 더 심해지기 때문이죠. 그런데 어지러워도 움직였던 환자와 누워만 있었던 환자를 관찰하던 두 사람은 활동이 많은 환자가 회복이 훨씬 빠르다는 것을 확인했습니다.

코손과 쿡시의 연구 결과를 바탕으로 1980년대부터 본격적인 균형재활치료가 시작되었습니다. 이후 다양한 연구 결과들은 어지럼증의 원인에 따라 시행한 균형재활치료가 효과가 있었음을 증명하였습니다. 이후 다양한 방식으로 변형과 발전을 거듭하면서 오늘날 균형재활치료의 형태를 갖추게 되었습니다. 국내에서는 2009년부터 제가 있는 세란병원에서 본격적인 맞춤형 균형재활치료가 시작되었습니다. 그동안 수많은 어지럼증 환자에게 적용해 그들이 일상생활로 돌아가는 데 큰 도움이 되었습니다.

이렇게 효과적인 균형재활치료란 어떤 치료일까요?

급성 전정신경염으로 갑자기 세상이 빙빙 돌고 눈도 뜨지 못할 정도로 극심한 어지럼증은 하루 이틀 정도가 지나면 일단 어느 정도 진정됩니다. 이렇게 증상이 호전되는 이유는 전정신경이 회복되어서가 아니라, 지속되는 비정상적인 신호를 뇌가 감지하고 재조정하기 때문입니다. 즉 뭔가 잘못되었다는 것을 눈치채고 양쪽 전정신경의 자극을 선별해서 받아들이고 재해석한 것입니다. 이런 과정을 신경가소성neuronal plasticity이라고 합니다.

뇌졸중 환자들이 반신마비에서 점차 회복되는 것도 뇌세포가 재생되는 것이 아니라 신경가소성을 통해 다른 신경이 그 기능을 대신하기 때문입니다. 균형재활치료는 바로 신경의 가소성을 이용하는 것입니다.

균형을 유지하는 데 중요한 역할을 하는 중추와 말초전정계, 시각계, 체성감각계의 부족한 부분을 회복시키고 다른 부분이 그 기능을 대체할 수 있도록 훈련함으로써 전체적인 균형감각을 되찾게 됩니다.

균형재활치료가 효과적인 어지럼증

"에구, 통 어지러워서 움직이는 건 고사하고 누워만 있어요."

어지럼증 환자들은 대부분 움직이는 것을 힘들어합니다. 움직임은 어지럼증을 더 심하게 만들기 때문이지요. 그런데 균형재활치료는 이런 환자들의 불편함을 오히려 더 심하게 만듭니다. 적어도 처음에는 말이죠. 균형재활치료는 '움직여야 낫는다'라는 대전제를 깔고 그 토대 위에 세워 올린 운동법입니다. 움직이면 어지럽지만 그 어지러운 자극이 계속 뇌로 전달될 때 뇌는 그 느낌을 재료로 하여 균형감각을 회복시킵니다. 사정이 이러하니 특히 초기에는 만성 어지럼증 환자들이 치료를 받아들이기 어려워하는 것도 사실입니다. 하지만 그동안 발표된 많은 연구와 제 오랜 임상 경험을 보면 균형재활치료는 많은 어지럼증의 원인질환 치료에 실질적으로 도움이 되며 어떤 어지럼증 원인질환에는 유일무이한 치료법이기도 합니다.

물론 균형재활치료가 모든 어지럼증에 통하는 것은 아닙니다. 적절한 진단과 그에 맞는 효과적인 치료는 질환마다 다릅니다. 그렇다면 균형재활치료로 효과를 보는 어지럼증은 어떤 것이 있을까요? 말초전정기관과 뇌를 연결하는 전정신경의 기능저하로 생긴 일측성 전정기능부전증에 효과적입니다. 급성 전정신경염이나 전정신경초종 같은 경우입니다. 가급적 빨리 균형재활치료를 시작하면 치료 효과가 매우 좋습니다. 양측성 전정기능부전증은 치료 효과가 일측성보다 떨어지지만 좋아질 수 있는 가장 확실한 방법이기 때문에 적극적으로 치료에 임해야 합니다.

균형재활치료가 효과적인 어지럼증

1. 급성 정전신경염(일측성 전정신경부전증)

2. 복합요인성 균형장애와 노인성 전정신경장애

3. 뇌졸중으로 인한 어지럼증

4. 양측성 전정신경부전증

5. 퇴행성 뇌질환으로 인한 어지럼증(파킨슨증훈군, 소뇌실조증후군)

6. 만성 전정편두통

7. 지속적 체위-지각 어지럼과 일부 심인성 어지럼증

8. 외상성 어지럼증의 일부 타입

9. 멀미

복합요인성 균형장애와 노인성 전정신경장애도 균형재활치료가 가장 효과적입니다. 약물치료는 오히려 증상을 악화시킵니다. 또한 적절한 균형재활치료는 낙상의 위험도 크게 줄여 줍니다. 자세 불안과 주관적 어지럼증이 지속되는 지속적 체위-지각 어지럼, 외상 후 어지럼증의 일부 타입, 뇌졸중 후 균형장애에서도 매우 좋은 결과를 보이고 있습니다.

균형재활치료의 방법

균형재활치료에는 크게 두 가지가 있습니다. 정해진 양식에 따라 일률적인 운동으로 구성되는 기성 균형재활치료generic exercise와 환자 개인의 상태에 따라 개별적 운동을 구성하는 맞춤 균형재활치료customized exercise입니다.

기성 균형재활치료법은 균형재활치료를 고안한 코손과 쿡시가 개발한 방법으로 비교적 쉽고 단순하며 전문 인력이 필요하지 않습니다. 무엇보다 시간과 비용이 적게 드는 장점이 있습니다. 하지만 환자 개개인의 증세와 특성, 상황과 단계를 고려하지 않고 일률적으로 적용하다 보니 치료 효과에 개인차가 있습니다. 이해도와 실행도가 좋고 어지럼증이 심하지 않은 환자들은 결과가 좋았지만, 증상이 심하거나 이해도와 실행도가 낮은 노년기 환자에게는 효과가 떨어지는 단점이 있습니다.

반면 맞춤 균형재활치료는 환자 개개인의 증세와 원인질환, 균형기능이 저하된 정도, 환자 나이, 동반 질환 등 여러 요인들을 고려해 프로그램을 구성하여 시행합니다. 기성 운동보다 환자의 상태를 더 세심하게 고려할 수 있어 환자들의 실행도가 좋고 치료 효과가 훨씬 탁월합니다. 하지만 맞춤 프로그램을 구성하고 일대일로 전문 치료사와 재활 과정이 이루어져야 하므로 비용적인 면에서 부담이 될 수 있습니다.

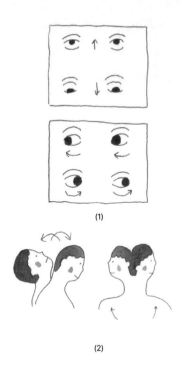

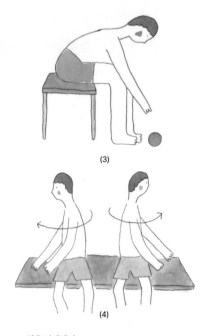

누운 상태에서
- 눈 운동 : 위, 아래, 좌우로 눈을 움직인다 (1)
- 머리 운동 : 머리를 앞뒤, 좌우로 움직인다 (2)

앉은 자세에서
- 눈 운동, 머리 운동 반복
- 고개와 몸을 앞으로 숙여 바닥에 놓인 물건 줍기 (3)
- 몸은 좌우로 돌리기 (4)

선 자세에서
- 눈 운동과 머리 운동, 바닥 물건 줍기, 몸 좌우로 돌리기 반복
- 일어선다(눈 감고, 눈 뜨고)
- 한 손에서 다른 손으로 공을 던져 받는다(눈높이에서)

움직이며
- 방을 가로질러 걷는다(눈 뜨고 눈 감고)
- 경사진 곳을 걷는다(눈 뜨고 눈 감고)

기성 균형재활치료

① 기성 균형재활치료

기성 균형재활치료는 크게 눈, 고개, 몸통, 걷기 운동으로 구성됩니다. 이런 동작들을 순차적으로 누워서, 앉아서, 서서 하도록 고안되었습니다.

간단해서 누구나 쉽게 따라 할 수 있습니다. 하루에 1시간 이상 해야 증상이 개선됩니다. 한 번에 1시간을 다 하기가 힘들기 때문에 여러 번에 나누어 하는 것이 좋습니다. 하지만 총 연습 시간이 하루 1시간 이상은 되어야 합니다. 균형재활치료는 하루도 빠짐없이 꾸준히 하는 게 중요합니다. 하루 쉬면 이를 만회하는 데 보통 2~3일 이상이 걸립니다. 일단 익숙해질 때까지 여러 번 반복하고, 익숙해지면 힘든 동작과 쉬운 동작을 구분해서 점차 힘든 동작을 위주로 하면 도움이 됩니다.

② 맞춤 균형재활치료

맞춤 균형재활치료는 기성 운동과 달리 환자의 개별적인 증상을 바탕으로 치료 대상과 순서, 시간과 강도를 정합니다. 환자가 느끼는 증상을 표적으로 하여 치료하기 때문에 운동을 하기 전에 해당 환자가 겪는 문제점을 정확하게 파악해야 합니다.

또 치료 중에도 정기적으로 중간 평가를 해서 효과를 잠정 판정하고, 성과가 좋지 않은 환자에게는 운동을 새롭게 짜고 보강 계획을 세워 치료의 종료 시점을 판단합니다.

맞춤 운동 스케줄을 처방할 때에는 전정 보상을 촉진하고 어지럼을 감소하며 자세가 안정적이 되도록 해야 합니다. 따라서 주관적인 어지럼증, 안구, 머리 움직임과 관련된 어지럼증, 자세 불안 및 보행과 관련된 영역에 바탕을 둔 운동 방법을 난이도와 지속 시간에 따라 다르게 적용합니다. 이를 위해서 다양한 평가 과정을 통해 해당 환자의 장애 정도를 파악해야 하죠. 당장 서기도 힘든 환자에게 걸으라고 할 수는 없으니까요. 이렇게 개인에 따라 적용된 균형재활치료는 만성 어지럼증 환자의 경우 어지럼증 개선 효과가 92%나 된다는 연구 결과를 얻었습니다.

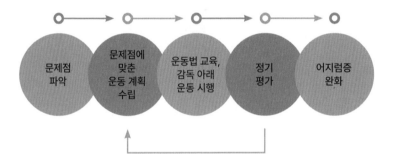

맞춤 균형재활치료의 가장 큰 장점은 환자 개개인의 연령, 어지럼증의 원인과 동반 질환, 주관적으로 어떤 문제를 힘들어하는가 등의 요소들을 고려하여 프로그램을 구성하고 전문 치료사의 지도를 받아 환자가 직접 훈련을 시행합니다. 초기 재활치료를 시작할 때의 어려움은 전문 치료사와의 시간을 통해 비교적 수월하게 극복할 수 있습니다. 하지만 정말 중요한 것은 몸에

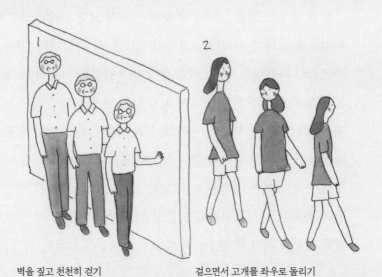

벽을 짚고 천천히 걷기　　　　　　걸으면서 고개를 좌우로 돌리기

앞발과 뒷발을 붙여　　　　　　　다섯 발 앞으로 걷고 180도 돌아
일자로 걷기　　　　　　　　　　다시 다섯 발 걷기

맞춤 균형재활치료의 예
환자의 진단명과 상태에 따라 다양한 동작으로 구성된다.

익힌 재활 동작들을 매일 집에서 꾸준히 하는 것입니다. 환자가 누구의 도움 없이 집에서 혼자서 재활치료를 시행하는 것이 궁극적인 목표입니다.

물론 맞춤 균형재활치료를 받는다고 해서 모든 환자가 좋은 결과를 얻는 것은 아닙니다. 환자가 적절히 운동치료를 수행하지 않거나 마음대로 일정을 건너뛰면 효과를 볼 수 없습니다. 만성 어지럼증 환자는 기본적으로 움직이는 것을 두려워하기 때문에 운동에 대한 막연한 두려움을 먼저 극복하는 것이 중요합니다. 특히 노년기의 환자들은 여러 가지 이유로 어지러우면 움직이기를 더욱 힘들어합니다. 재활치료를 시작하는 초기에는 어지럼증이 심해질 수밖에 없습니다. 마치 평소에 운동을 하지 않던 사람이 갑자기 산을 타거나 달리기를 하면 다음 날 온몸이 쑤시고 아픈 것과 같습니다. 그러나 최소한 3~4주 이상 정해진 계획에 따라 꾸준히 시행하면 정도 차이는 있지만 서서히 균형감각이 회복되고 반드시 좋아집니다.

이석정복술
- '머리를 이리저리 돌리더니 한번에 싹 나았어'

양성돌발두위현훈이라고 하는 이석증은 예측할 수 없는 심한 어지럼증이 반복되지만 확실하고 효과적인 치료법이 있는 질환입니다. 이석증 치료의 대원칙은 원래 자리에서 벗어나 세반고리관에서 방황하는 이석을 중력을 역이용해 난형낭으로 다시 집어넣는 것입니다. 이 과정을 이석정복술이라고 합니다.

이석증은 매우 흔한 어지럼증의 원인으로 평생 유병률이 2.4%가량 됩니다. 증상이 가볍고, 자연히 좋아지는 경우도 있어 병원에 오지 않는 사람도 많습니다. 그러니 실제로는 더 많은 사람이 이석증을 경험할 것입니다.

이석증으로 병원에 오는 환자들은 대체로 증상이 심하거나, 호전되지 않고 매일 반복되는 증상으로 고생합니다. 혹은 적절한 치료를 받지 못하고 전정억제제 같은 불필요한 약물을 복용하는 경우도 있습니다.

이석증은 주로 누워 있을 때 어지럽습니다. 누워서 옆으로 돌아눕거나 누웠다 일어나거나, 누우려고 할 때 어지럽습니다. 이런 증상이 반복되지만 비교적 짧게 지나가기 때문에 그냥 버티는 환자들이 많습니다. 이석증은 60대 이후에 본격적으로 발생하며 고령으로 갈수록 더 흔히 발생합니다. 노년기 환자들은 이미 균형감각이 약해져 있어 이석증의 치료가 늦어지면 더욱 심한 어지럼증으로 이어져 낙상사고의 위험이 높아질 수 있습니다. 그러므로 적극적이고 신속한 치료를 통해 어지럼증을 조기에 해결하는 것이 좋습니다.

성공적인 이석정복술을 위한 조건

이석증은 여러 아형이 있습니다. 즉 난형낭에서 떨어져 세반고리관으로 들어간 이석이 어느 반고리관(앞, 옆, 뒤반고리관)으로 들어갔는지, 세반고리관 내에서 어떤 모양으로 있는지(반고리관 결석증, 팽대부마루 결석증), 어느 쪽 귀(오른쪽, 왼쪽)에 문제가 있는지에 따라 수많은 아형이 있고 그에 따라 치료가 다릅니다(131쪽 그림 참고).

탄산칼슘 결정체인 이석은 눈으로는 보이지 않습니다. CT,

MRI 같은 검사에서도 나타나지 않습니다. 그렇다면 어느 쪽 귀, 어느 반고리관에 어떤 모양으로 있는지 어떻게 알 수 있을까요? 단서는 눈동자의 움직임입니다. 반고리관에 들어간 이석은 특징적인 안구의 움직임, 즉 안진을 유발합니다. 그래서 의사들은 어지럽다는 환자의 눈을 보고 또 보는 것입니다. 안진의 방향과 지속 시간, 변화 양상을 잘 분석하면 어느 쪽 귀의 어느 반고리관에 어떤 모양의 이석이 문제인지 알 수 있습니다.

이석정복술 전에 확인해야 할 사항

1. 내가 앓고 있는 질환이 이석증이 확실한가?
2. 이석이 어느 세반고리관에 위치해 있는가?
3. 이석이 세반고리반 안에 어떤 모양으로 있는가?

정확한 이석의 위치와 형태가 확인되면 그에 맞게 이석정복술을 시행합니다. 이석의 위치 정보가 정확하지 않으면 치료 효과를 제대로 볼 수 없습니다. 그러나 정확하게 수행된 이석정복술은 한번으로 60~80%를, 여러 번 반복해서 시행했을 때 90~100%까지 효과를 볼 수 있습니다. 치료 방법이 간단하고, 수술적 치료가 아니기 때문에 환자가 위험을 감수할 필요가 없고, 무엇보다 효과가 바로 나타나니 그야말로 꿈의 치료법입니다.

일어나 앉는다.

앉은 자세에서 머리를
오른쪽으로 45도 돌린다.

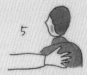 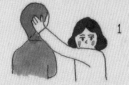 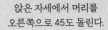

5

1

몸을 좌측으로 돌려 누우면서
머리를 바닥으로 돌린다.

머리를 최대한
뒤로 젖혀지도록 눕는다.

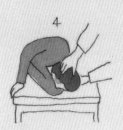 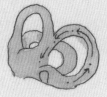 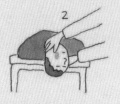

4

2

치료가 진행되면서
뒤반고리관 내 이석이
난형낭으로 이동한다.

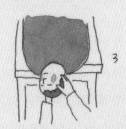

3

머리를 180도 반대 방향으로
돌린다.

오른쪽 뒤반고리관 이석증의 에플리 치료법

뒤반고리관 이석정복술 : 에플리 치료법

이석증의 여러 아형 중에서 뒤반고리관과 옆반고리관 이석증이 가장 흔합니다. 그중 뒤반고리관 이석증이 더 흔합니다. 이때 시행하는 이석정복술이 에플리 치료법[Epley maneuver]입니다. 이 치료법은 존 에플리[John M. Epley]가 1980년대 개발한 치료법으로 그 이후 여러 번 개선되어 오늘에 이르게 되었습니다. 치료법의 순서는 315쪽 그림과 같습니다.

치료는 보통 두세 번 반복하는데, 처음에는 심한 어지럼증을 호소하지만 두 번째부터는 어지럼증이 현저히 줄어들게 됩니다. 치료 이후 약한 어지럼증이 2~3일 지속될 수 있습니다. 이는 이석이 남아 있어서가 아니라 자극된 전정감각이 정상으로 돌아오기 전에 보이는 증상으로 곧 회복됩니다. 이석정복술을 받은 직후에는 이석이 난형낭 안에 불안정한 상태로 있습니다. 따라서 치료 후 이틀 정도는 누울 때 베개를 높게 해서 머리 위치를 높이는 것이 이석을 안정화시키는 데 도움이 됩니다.

이석정복술이 효과가 없는 경우

여러 번 이석정복술을 했는데도 효과가 없다면 다른 가능성을 살펴봐야 합니다. 원점으로 돌아가 "지금 내 질환이 이석증이 맞나?"부터 다시 물어야 하죠. 이석증과 비슷한 증상을 보이는 돌발두위현훈증의 대략 85%가 이석증이라고 말하는데, 이는 이석증처럼 보이지만 실제로 이석증이 아닌 경우도 15%는 된다는 뜻입니다. 중추성 돌발두위현훈처럼 뇌에 문제가 있는 것은 아닌지 따져야 합니다.

더 흔하게는 이석의 위치를 잘못 파악했기 때문일 수도 있습니다. 위치를 모르면 아무리 이석정복술을 해도 좋아지지 않겠지요. 경우에 따라서는 난치성 이석증일 수도 있습니다. 이석이 너무 크거나 여러 세반고리관에 동시에 있거나, 치료가 어려운 팽대부릉(반고리관 팽대의 속 공간으로 솟은 능선)에 단단히 박혀 있는 경우입니다. 이런 난치성 이석증은 여러 번 공을 들여서 이석정복술을 해야 합니다. 그러나 결국에는 좋아지니 실망하지 말고 주치의와 잘 상의해서 치료를 진행하면 됩니다.

브란트-다로프 운동

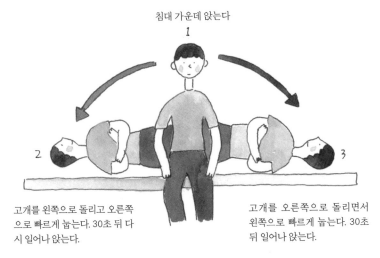

침대 가운데 앉는다
1

2

3

고개를 왼쪽으로 돌리고 오른쪽으로 빠르게 눕는다. 30초 뒤 다시 일어나 앉는다.

고개를 오른쪽으로 돌리면서 왼쪽으로 빠르게 눕는다. 30초 뒤 일어나 앉는다.

브란트-다로프 운동

이석증 자가 치료법으로 브란트-다로프 운동Brandt-Daroff Exercise
이 있습니다. 처음에는 뒤반고리관 이석증을 치료하기 위해 고
안되었으나 에플리 치료법보다 치료 효과가 떨어집니다. 재발
하는 이석증의 예방적 치료법으로 시행할 수 있으며 병원을 방
문할 수 없을 때 환자가 자가치료법으로 사용할 수 있습니다. 방
법은 317쪽 그림과 같습니다.

그림 속 동작들은 1세트에 5회 반복하는데 주로 자기 전과 아
침에 일어나서 하는 것이 효과적입니다. 간혹 치료 동작 중에 어
지럼증이 생기기도 하는데, 심하지 않은 경우라면 계속해도 무
방합니다. 하지만 너무 심하면 잠시 중단하는 것이 좋습니다.

어지럼증과 약
- '어지럼증 약'은 따로 존재하지 않는다

고대 그리스에서 '약藥'을 뜻하는 단어 '파르마콘pharmakon'에는 '독毒'이라는 뜻도 있습니다. 약은 어떻게 쓰느냐에 따라 치료제가 되기도 하고 독이 되기도 합니다. 앞에서 언급한 대로 어지럼증 전문의로서 약에 대한 저의 생각은 복잡미묘함 그 자체입니다.

'도대체 어지럼증 약이라는 게 있기는 한 걸까?' 하고 고민하는 저에게 환자들은 말합니다. "어지러운데 약이라도 주세요."

제가 이번 장의 제목을 '어지럼증의 약물치료'로 하지 않고 '어지럼증과 약'이라고 정한 이유는 어지럼증 약을 대하는 자세를 한 번쯤 다시 생각해 보자는 바람 때문입니다. 어지럼증으로 병원을 갔을 때 환자들은 쉽게 약을 처방받습니다. 바로 '어지럼증 약'입니다. 이때 약은 어지럼증의 원인을 확실히 알 수 없을 때 처방하는 약일 수도 있고 원인이 확실할 때 처방하는 약일 수도 있습니다.

원인을 모르고 먹는 약은 독으로 변할 수 있습니다. 어지럼증 약 역시 마찬가지입니다. 결국 약물치료에 있어서 가장 중요한 것은 어지럼증의 원인을 아는 것입니다. 어떤 어지럼증의 치료약이 다른 어지럼증에는 증상을 악화시키는 작용을 하기도 합니다.

그렇다면 병원에서 흔히 처방하는 어지럼증 약의 정체는 뭘까요? 혹시 궁금하신 적이 없었나요? '내가 지금 먹고 있는 이 약은 어떤 작용을 하는 걸까?' 하고 말이죠.

여러 번 강조했지만 어지럼증은 질환이 아니고 증상입니다. 어지럼증의 원인은 지금까지 알려진 것만 해도 수십 가지가 넘습니다. 질환에 따라, 환자의 상태에 따라 적용할 수 있는 치료제 역시 천차만별입니다. 이 환자에게 효과가 있는 약이라 해도 저 환자에게 그대로 처방할 수 없는 것은 당연합니다. 어떤 환자에게 효과적인 약이 다른 환자에게는 어지럼증을 악화시키기도 합니다. 그러므로 엄밀히 말해서 '어지럼증 약'은 존재하지 않습니다.

그렇다면 약으로 치료하는 어지럼증은 없는 걸까요? 물론 있습니다. 하지만 약이 독이 되지 않도록 잘 다루어야 합니다. 약물 유발성 어지럼증에 대해서는 6장에서 다루었으니 이번 장에서는 약물로 치료하는 어지럼증에 대해 설명하겠습니다.

대증적 약물치료

약물치료에는 대증치료^{對症治療}와 원인치료^{原因治療}가 있습니다. 대증치료란 어지럼증의 원인에 상관 없이 증상을 줄이기 위한 것입니다. 급성 어지럼증으로 심한 고통과 구토 등의 증상이 있을 경우 이를 완화시킵니다. 보통 보나링이라는 이름의 디멘히드리네이트^{dimenhydrinate} 성분이나 유사 성분의 약제 혹은 벤조다이아제핀 계열의 진정제로 전정기능을 억제하거나 뇌기능을 억제하여 어지럼증을 덜 느끼게 하는 약물을 사용합니다. 바로 어지럼증 환자들이 병원을 방문했을 때 받는 바로 그 약입니다.

모든 종류의 어지럼증에 광범위하게 처방되는 이 약은 우리나라에서 과다 처방되는 대표적인 약제입니다. 오히려 어지럼증 전문의들은 이 약제를 매우 신중하게 처방합니다. 급성현훈증일 때에 한해서 제한적으로 2~3일 이내로 쓰고 가능하면 빨리 중단합니다. 전정억제제는 뇌의 보상 과정을 방해하며 장기 복용할 경우 약에 내성이 생기고 증상을 만성화시켜 완치를 어렵게 하기 때문입니다.

안타까운 현실은 전정신경 억제제나 진정제가 남용되고 있다는 점입니다. 국내 한 보고서에 따르면, 전정신경 억제제의 평균 처방 일수는 2~3일이 아니라 37일에서 최대 231일이나 됩니다. 벤조다이제핀계 약물이 권고량의 14.3배, 보나링 같은 항히스타민제가 무려 43.8배 이상 처방되고 있습니다. 이러한 오남용은 매년 그 수치가 증가하고 있습니다. 어지럼증의 원인을 파악하여 치료하기보다는 일단 증상을 완화시키는 데 무게를 두는 대증치료에 급급하기 때문입니다. 약물 대증요법은 신중해야 합니다. 필요할 때에 적절한 용량을 복용하는 것이 중요합니다.

원인질환에 따른 약물치료

대증치료가 증세에 따라 약물을 처방하는 방식이라면, 원인치료는 그 원인질환을 찾아 적절한 약물을 사용하는 방식입니다. 대증치료가 임시방편이라면, 원인치료는 근본적인 치료라고 할 수 있겠죠. 다음에 소개할 질환들은 비교적 약물치료의 비중이 높은 어지럼증입니다. 그러나 약이 모든 것을 해결하는 것은 아니라는 사실을 명심해야 합니다. 각각의 질환에 대한 자세한 약물 요법은 각 병명을 설명하는 부분에서 자세히 언급하였습니다.

① 전정편두통

반복적인 어지럼증과 두통을 일으키는 전정편두통은 급성기 치료와 예방적 치료로 나누어 약물을 처방합니다. 급성기에는 비특이적 약물인 소염진통제와 진토제, 일반 진통제인 아스피린, 나프록센naproxen, 디클로페낙diclofenac, 타이레놀 등이 쓰입니다. 다만 지나치게 자주 복용하면 약물에 대한 의존성이 생겨 두통이 만성화되니 주의해야 합니다. 편두통 치료에 특이적인 약물로는 편두통 병리 기전에 맞도록 개발된 트립탄triptan 계열의 약제가 있습니다. 조짐 증상이 있을 때나 심한 두통이 있기 직전에 복용하면 효과적입니다. 어지럼증이 심할 때에는 메니에르병과 마찬가지로 항히스타민제나 벤조다이아제핀계 약물로 증상을 완화할 수 있습니다.

예방적 치료는 어지럼증 발작이 잦아서 급성기 치료로는 적절한 증상 조절이 어려울 때 시작합니다. 예를 들어서, 한 달에 5~6회 이상 발작해서 결근하거나 조퇴하는 등 일상생활에 지장이 있을 때에 고려합니다. 또한 급성기 약물을 사용할 수 없거나 더 이상 반응하지 않을 때, 부작용으로 사용할 수 없을 때 처방합니다. 예방적 치료는 진통제나 진정제가 아니고 민감해진 뇌를 정상적으로 반응하도록 조절하는 것입니다. 복용하고 나서 약물 효과가 나타나 안정되기까지 3~4주의 시간이 필요합니다. 증상이 잘 조절되면 환자 상태에 따라 짧게는 4개월에서 1년까지 꾸준하게 복용해야 합니다.

예방 약제로 주로 사용되는 약물은 표에 정리해 놓았습니다. 간혹 토피라메이트나 발프로산valproic acid 같은 뇌전증 치료 약을 처방하면 "왜 간질 약을 먹어야 하나요?"라고 걱정스럽게 묻는 분들이 있습니다. 아스피린이 항혈전과 진통소염의 두 가지 효과가 있는 것처럼 이 약들도 편두통 치료에 효과가 있기 때문입니다.

예방 약제로도 해결이 되지 않으면 흔히 보톡스라 불리는 보툴리눔 독소 치료와 항CGRP단클론항체 치료를 합니다. 보톡스라고 하니 눈가 주름을 제거하는 미용 목적의 주사제를 생각하시나요? 네, 그 보톡스가 맞습니다. 사실 보툴리눔 독소는 미용

편두통 치료 약물		
편두통의 예방 약제		**부작용과 금기**
칼슘 통로 차단제	플루나리진flunarizine 시나리진Cinnarizine	체중 증가, 파킨슨병, 졸림
베타 차단제	프로프라놀롤propranolol	피로, 기립성 저혈압, 서맥, 천식
항뇌전증제	디발프로엑스 소듐divalroex sodiums	구역, 체중증가, 떨림, 탈모, 간 기능장애, 임산부 금기
	토피라메이트topiramate	손발 저림, 체중 감소, 식욕 부진, 기억 이상, 신결석, 임산부와 녹내장 환자 금기
항우울제	아미트리프틸린amitryptilline 벤라팍신venelafaine	입 마름, 졸림, 체중 증가, 변비, 구역, 배뇨장애, 기립성 저혈압, 졸림, 구역
보툴리눔 독소		안검하수, 눈썹 비대칭, 목 통증, 알러지 반응
항CGRP단클론항체		알러지 반응

을 목적으로 개발된 게 아닙니다. 비정상적인 근육 수축을 조절하는 약물로 신경과 환자들의 불수이적 운동 질환, 근육 경련 등을 치료할 목적으로 개발되었죠. 보툴리눔 독소는 특히 만성 편두통에 효과적입니다. 만성 편두통은 두개골 주변 근육에 긴장이 많이 유발되면서 생깁니다. 보툴리눔 독소는 과도한 근긴장을 풀어 줍니다. 다만, 미용 목적으로 20~30U정도를 사용한다면, 편두통 치료를 위해서는 5배가 넘는 155U이 사용합니다. 미용 보툴리눔 독소처럼 3~4개월마다 맞아야 하는 경우도 있지만 한 번으로 효과를 보기도 합니다.

항CGRP단클론항체 주사 치료는 최근에 개발된 치료제로 우리나라에도 얼마 전 도입되었습니다. 편두통이 잦은 환자나 약물 복용이 어려운 환자의 예방적 치료로 사용합니다. 편두통 유발에 관여하는 신경전달물질을 차단하는 표적 항체 치료제입니다. 주사법이 간단하며 필요에 따라서는 인슐린처럼 환자가 직접 주사할 수 있고 효과가 좋습니다. 다만, 가격이 높고 한 달에 한 번씩, 6개월 이상 정기적으로 맞아야 하는 단점이 있습니다.

② 기립성 어지럼증

수분을 충분히 섭취하고 비약물적 치료를 했는데도 나아지지 않으면 약물치료로 혈압을 올리고 빈맥을 조절할 수 있습니다. 기립성 저혈압 치료제를 통해 혈압을 상승시킬 때 가장 문제가 되는 것은 누워 있는 자세에서 혈압이 높아질 수 있다는 것입니다. 고혈압이 없는 환자는 문제가 되지 않지만 고혈압이면서 기립성 저혈압이 있는 환자는 누워 있는 동안(수면 동안) 혈압이 오를 수 있어 치료에 어려움이 있습니다. 한 가지 치료가 다른 문제를 악화시키는 경우입니다. 따라서 혈압을 높이는 기립성 저혈압 치료제는 가능하면 아침 일찍 복용하고 오후 4시 이후에는 삼가야 합니다.

③ 뇌졸중

뇌졸중은 예방이 제일 중요합니다. 뇌졸중이 발생할 경우, 삶의 질이 급격히 떨어지기 때문에 평소 생활 습관과 건강관리에 신경 써야 합니다. 만약 뇌졸중을 겪었다면 재발하지 않도록 예방에 만전을 기해야 합니다. 뇌경색 환자의 경우 뇌혈관의 상태 악화와 혈전의 형성을 예방하는 것이 중요합니다. 이를 위해 다양한 항혈전제와 항응고제가 쓰입니다. 약제의 선택은 환자의 나이나 증세, 질환의 종류, 위험도, 동반 질환에 따라 다릅니다. 부작용을 최소화하고 최대 효과를 내는 약제를 처방합니다.

④ 전정발작증

전정발작증은 정확하게 진단만 되면 소량의 약물로도 효과를 볼 수 있습니다. 전정신경의 혈관성 압박으로 인해서 발생하는 전정발작증은 카르바마제핀, 옥스카바제핀 등의 항뇌전증약이 쓰입니다. 이 약들은 신경 자극을 감소시켜 어지럼증을 줄여 줍니다.

⑤ 메니에르병

메니에르병의 약물치료의 가장 중요한 목표는 발작의 횟수와 강도를 줄여 전정기관의 손상을 최소화하는 것입니다. 메니에르병은 단발성으로 끝나지 않고 재발해서 일상생활에 지장을 줍니다. 만약 청력장애가 진행될 가능성이 있다면 어지럼증 증상이 있을 때만 약을 복용하는 것이 아니라 꾸준히 복용해야 합니다. 주로 내림프수종을 억제하는 이뇨제와 혈액순환을 위한 혈관 확장제, 혈류개선제 등의 약물을 사용합니다.

⑥ 심인성 어지럼증

심인성 어지럼증은 유형에 따라 진단과 치료가 달라집니다. 즉 기질적 질환에 의한 어지럼증인지, 어지럼증을 동반하는 정신과적 증상인지 구분해서 약물을 결정합니다. 이런 과정을 건너뛰고 무분별하게 향정신성 약물을 복용하면, 어지럼증의 회복을 방해하고 약물에 대한 의존성만 키우게 됩니다.

기타 어지럼증에 도움이 되는 약제로는 은행잎추출물이 있습니다. 혈액순환 개선제로서 혈액 점도를 낮추고 항산화 작용으로 어지럼증을 완화시킵니다. 그 외 기억력, 두통, 이명을 개선하는 데 효과가 있습니다. 뇌기능 개선제, 비타민B 복합제 등은 어지럼증과 관련된 연구 결과가 부족하나 부작용이 없고 뇌의 보상작용에 별다른 영향을 미치지 않다고 알려져 있습니다.

어지럼증의 수술적 치료
– 신중한 결정이 필요하다

"그냥 수술하면 안 될까요?"

만성 어지럼증으로 고생하던 한 환자가 불쑥 꺼낸 말입니다.
장기간 어지럼증으로 힘든 시간을 보냈거나 반복적인 심한 어
지럼증을 겪는 난치성 메니에르병, 재발이 잦은 이석증으로 고
생하는 환자들이 이런 질문을 하곤 합니다. 저는 이분들의 심정
을 이해합니다. 해결이 안 되는 어지럼증 때문에 지칠 대로 지친
나머지 수술이라도 해서 어지럼증에서 벗어나고 싶은 절박함을
압니다.

수술 전 고려할 사항

그렇다면 수술로 어지럼증을 고칠 수 있을까요? 환자들은 수술을 하면 단번에 고통스러운 어지럼증에서 벗어날 수 있을 거라고 기대하지만 수술은 생각만큼 간단하지 않습니다. 어지럼증의 원인이 되는 질환 중 수술적 치료가 다른 치료에 우선되는 경우는 거의 없습니다. 왜냐하면 우리가 지금까지 살펴본 대부분의 어지럼증 원인질환들은 수술적 치료가 필요하지 않거나, 수술적 치료로 호전되는 질환이 아니거나, 우선적으로 수술을 고려할 질환이 아니기 때문입니다.

수술로 단번에 어지럼증을 해결하고 싶은 마음은 이해합니다. 그러나 전정신경염의 후유증으로 어지럼증을 느끼는 환자를 전정신경을 제거해서 문제를 해결할 수는 없습니다. 그러므로 수술을 해야한다면 다음 사항을 반드시 확인하고 신중하게

수술 전 고려할 사항

1. 어지럼증의 원인질환이 수술이 필요한 질환인가?

2. 수술 치료 이전에 다른 치료가 충분했는가?

3. 수술 후 예상되는 효과와 부작용에는 어떤 것이 있는가?

4. 청력과 전정기능의 상태는 어떠한가?

5. 수술을 감당할 수 있는 전신 상태인가?

결정해야 합니다.

물론 적극적으로 수술이 권장되는 어지럼증도 있습니다. 중이염 등으로 발생한 염증과 유착으로 인해 생긴 어지럼증은 수술로 바로 교정해 주는 것이 바람직합니다. 크기가 큰 종양, 또는 약물치료로 호전되지 않는 일부 난치성 어지럼증은 수술을 고려하기도 합니다. 이는 의사가 정확한 진찰과 치료의 경과를 면밀히 검토해 보고 판단해야 할 부분입니다. 단순히 치료가 힘들다는 이유로 섣불리 수술을 결정했다가 큰 낭패를 볼 수 있기 때문입니다.

항상 어지럼증의 원인적 진단과 적절한 치료 계획 수립이 선행된 이후, 수술 여부를 판단해야 합니다. 수술로 도움을 받을 수 있는 어지럼증 질환은 다음과 같습니다.

수술로 도움을 받을 수 있는 어지럼증 질환

① 전정신경초종

전정신경을 둘러싸고 있는 막에 종양이 생기는 질환으로 전체 뇌종양의 8~10% 정도를 차지합니다. 매우 느리게 자라기 때문에 종양이 발견되었다고 해서 바로 수술하지는 않습니다. 환자의 나이, 증상, 건강 상태, 직업, 청력, 전정신경의 기능 등을 고려해서 경과를 지켜보거나 절제수술을 하거나 정위적 방사선 수술sterotactic radiosurgery을 합니다.

종양의 크기가 1cm 미만으로 작고 청력을 보존해야 하는 경우는 정기적 검사를 진행하며 관찰하지만, 종양이 커서 주변 신경이나 뇌를 압박하면 수술을 합니다. 최근에는 방사선 치료의 일종인 감마 나이프Gamma knife를 많이 합니다. 국소 방사선 치료의 일종으로 종양을 완전히 제거할 수는 없으나 장기간 종양이 성장하는 것을 억제해 신경 기능을 보존해 주고 신경학적 결함이 생기지 않도록 해 줍니다. 일반적으로 2cm 미만의 종양이나 전신 상태가 수술을 감당할 수 없는 환자의 경우 감마 나이프 치료를 고려합니다.

② 난치성 메니에르병

대부분의 메니에르병은 식이요법과 약물치료로 호전됩니다. 그러나 일부는 반복적인 현훈증이 조절되지 않는 난치성 메니에르병으로 진행되기도 합니다. 난치성 메니에르병은 어지럼증이 심한 경우가 많아서 환자들의 삶의 질에 심각한 영향을 주기에 수술을 고려합니다.

최근 많이 시행되는 수술법은 내림프낭 감압술입니다. 1926년 포트먼Portman이 처음 시도한 수술입니다. 메니에르 환자의 내림프낭은 내림프액의 증가로 압력이 높아진 상태입니다. 따라서 내림프낭을 절개해 내림프액을 빼내 압력을 낮춰 줍니다.

수술이 비교적 간단하고 어지럼증 발작을 조절하는 효과가 뛰어나 일반적인 치료로 호전되지 않는 환자가 도움받을 수 있습니다.

③ 앞반고리관피열증후군

앞반고리관피열증후군은 속귀의 전정기관의 일부인 앞반고리관을 덮고 있는 두개골 뼈가 너무 얇거나 균열이 있어 앞반고리관 부위가 노출되면서 생긴 질환입니다. 이 경우 전정기관과 달팽이관이 비정상적으로 민감해져서 일상의 소음에도 어지럽고 청각이 과민해집니다. 모든 환자가 수술할 필요는 없습니다. 증상을 유발하는 자극을 인지하고 조절할 수 있다면 경과 관찰로도 충분합니다. 그러나 30% 정도의 환자에게는 일상생활을 흔드는 반복적인 어지럼증과 청각 과민으로 수술이 필요합니다. 앞반고리관의 노출된 부위를 여러 방법으로 덮어 주거나 막아 줍니다.

④ 전정발작증

전정신경이 뇌혈관과 교차하는 부위에서 뇌혈관에 눌리면 짧고 반복적인 어지럼증이 발생하는데 이를 전정발작증이라고 합니다. 대부분 약물치료에 반응이 좋아 저용량의 카르바마제핀으로 호전됩니다. 만약 약물에 반응하지 않으면 수술을 고려합니다. 문제가 되는 혈관과 신경 사이에 작은 패치를 대어 혈관이 신경을 자극하지 않도록 분리합니다.

이것만은 꼭 기억해요

◆ 수면 부족은 거의 모든 어지럼증을 악화시키는 요인이다.

◆ 어지럼증에 좋은 음식이란 존재하지 않는다. 오히려 피해야 할 음식을 잘 아는 것이 더 중요하다.

◆ 움직이면 어지럽지만 운동과 재활치료는 회복에 매우 중요하다.

◆ 스트레스는 당연히 어지럼증을 악화시킨다. 스트레스를 피할 수 없다면 자기에게 맞는 적절한 대처법을 준비해야 한다.

◆ 내 어지럼증이 병원에 가야 하는 경우인지 신중하게 관찰하고 결정해야 한다. 급성 현훈증, 재발성, 만성 어지럼증, 심혈관 위험 요인이 있는 경우, 또는 일상생활에 영향을 주는 어지럼증은 전문의의 진료를 받아야 한다.

◆ 균형재활치료는 다양한 원인으로 어지럼증을 느끼는 환자들을 치료하는 데 매우 효과적이다. 특히 만성적인 어지럼증 치료에 필수적이다.

◆ 이석증은 이석정복술을 정확하게 시행하면 매우 빠르게 호전될 수 있다.

◆ 단순히 어지럼증 증상을 진정시키는 대증적 약물은 매우 신중히 사용해야 한다. 약물치료는 원인에 맞게 적절히 사용해야 한다.

◆ 일부 어지럼증의 원인질환의 경우 수술을 고려해 볼 수 있다.

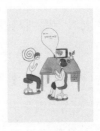

어지럽지 마세요 !

.

‘세심하게 진단하고 정성껏 치료하면 거의 모든 어지럼증은 완치되거나 호전된다.’

제가 본문에서 여러 번 강조한 말입니다. 그냥 하는 말이 아니라 제 마음 깊은 곳에서 우러나오는 사실이라고 말씀드리고 싶습니다. 수많은 환자들을 대하면서 ‘세심한 진단’만으로도 안 되고, ‘정성스러운 치료’만으로도 안 되며, 세심한 진단과 정성스러운 치료가 같이 가야 한다는 것을 확인하게 됩니다.

지난 1년간 집필 작업을 하면서 책에 담고 싶은 이야기가 너무 많아 고민스러웠습니다. 결국은 무엇을 이야기해야 할지보다 무엇을 덜어내야 할지에 대한 고민이 훨씬 많았습니다.

어지럼증 완치를 위한 설명서로서 부족함이 없도록 노력했으나 미진한 부분은 개정판에서 더 보완하기로 하고 이렇게 마무리합니다.

부디 많은 환자와 어지럼증에 관심 있는 분들에게 도움이 되었으면 하는 마음으로 긴 여정을 마칩니다. 감사합니다.

2022년 2월

박지현.

뇌신경학 박사 박지현의 어지럼증 이야기

어지럼증 완치설명서

1판 1쇄 | 2022년 3월 2일
1판 2쇄 | 2022년 3월 25일
1판 3쇄 | 2022년 8월 1일
1판 4쇄 | 2023년 5월 15일

지은이 | 박지현
펴낸이 | 박상란
펴낸곳 | 피톤치드

디자인 | 김다은 일러스트 | 이영 교정 | 양지애
경영·마케팅 | 박병기
출판등록 | 제 387-2013-000029호
등록번호 | 130-92-85998
주소 | 경기도 부천시 길주로 262 이안더클래식 133호
전화 | 070-7362-3488
팩스 | 0303-3449-0319
이메일 | phytonbook@naver.com

ISBN | 979-11-86692-70-7(03510)

•가격은 뒤표지에 있습니다.
• 잘못된 책은 구입하신 서점에서 바꾸어 드립니다.